生长分化因子 11 基础理论研究

(Study on Basic Theory of Growth Differentiation Factor 11)

主　编　张永慧

华中科技大学出版社
http://press.hust.edu.cn
中国·武汉

内 容 简 介

生长分化因子11(GDF11)属于转化生长因子-β超家族成员,参与许多生理病理过程。本书主要介绍 GDF11 在生理病理过程中作用的相关研究,内容包括 GDF11 概述、GDF11 对人脐静脉内皮细胞增殖和迁移的影响、GDF11 对肝癌的影响、GDF11 检测新技术与新方法研究等。

本书编者为长期从事生命科学研究的科研工作者。编者结合相关科研成果,多角度探究 GDF11 药理作用和检测新技术、新方法,为 GDF11 的进一步开发利用提供了重要的基础研究数据。

图书在版编目(CIP)数据

生长分化因子 11 基础理论研究/张永慧主编. —武汉:华中科技大学出版社,2023.7
ISBN 978-7-5680-9878-6

Ⅰ.①生… Ⅱ.①张… Ⅲ.①细胞因子-基础理论-研究 Ⅳ.①R329.2

中国国家版本馆 CIP 数据核字(2023)第 141904 号

生长分化因子 11 基础理论研究 张永慧 主编
Shengzhang Fenhua Yinzi 11 Jichu Lilun Yanjiu

策划编辑:居 颖
责任编辑:张 琴
封面设计:廖亚萍
责任校对:朱 霞
责任监印:周治超
出版发行:华中科技大学出版社(中国·武汉)　　电话:(027)81321913
　　　　　武汉市东湖新技术开发区华工科技园　　邮编:430223
录　　排:华中科技大学惠友文印中心
印　　刷:武汉科源印刷设计有限公司
开　　本:787mm×1092mm　1/16
印　　张:14
字　　数:202 千字
版　　次:2023 年 7 月第 1 版第 1 次印刷
定　　价:89.80 元

前言

QIANYAN

生长分化因子 11(growth differentiation factor 11,GDF11)属于转化生长因子-β 超家族成员,参与许多生理病理过程,包括组织形成、胚胎发育、心血管疾病和肿瘤等。有研究报道,GDF11 可以使年老小鼠心脏"返老还童",改善骨骼肌和血管的结构和功能。然而,也有一些文献质疑 GDF11 的抗衰老作用。因此,对 GDF11 进行深入研究具有重要的科学意义和临床价值。

本书由长期从事生命科学研究的科研工作者撰写,主要内容为探究 GDF11 在生理病理过程中的作用。本书主要介绍如下内容:GDF11 概述、GDF11 对人脐静脉内皮细胞增殖和迁移的影响、GDF11 对肝癌的影响、GDF11 检测新技术与新方法研究。本书主编将近年来的科研工作成果进行归纳整理,多角度探究 GDF11 的药理作用。由于 GDF11 在多领域研究中存在争议,开发更灵敏的检测 GDF11 的技术和方法具有重要的意义,因此本书将 GDF11 检测新技术与新方法研究专列成章进行介绍。

本书为 GDF11 的进一步开发利用奠定了坚实的临床前研究基础。作为转化生长因子-β 超家族的关键成员,GDF11 在相关信号通路的调控中起着重要作用。因此,深入研究和干预这些信号通路,同时开发新型检测手段,对于疾病的预防和治疗具有重要的研究价值。

由于书中的部分图片需要依赖颜色来准确理解,因此我们在文后特别添加了彩图,以便于读者更直观地获取相关信息。

编者

目录

MULU

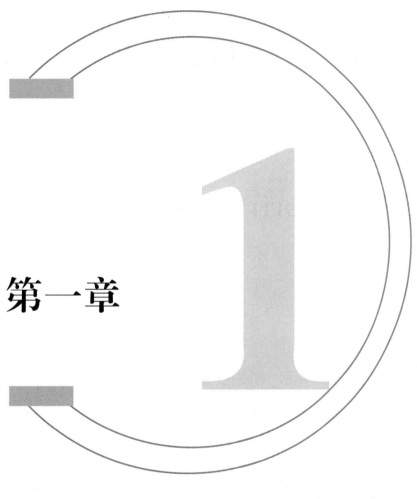

第一章

GDF11 概述

第一节 GDF11 的发现、形成和分布

一、GDF11 的发现

生长分化因子 11（GDF11），又称骨形态发生蛋白（bone morphogenetic protein，BMP）11，属于转化生长因子-β（transforming growth factor-β，TGF-β）超家族。1999 年，GDF11 首次被报道作为一种新型分子参与成牙质细胞分化信号通路。此后，许多研究对其分布、结构和信号传导机制进行了研究。在过去的 20 余年里，GDF11 在生长发育和疾病（如贫血和癌症）中的作用得到了部分证实。据最近的研究报道，GDF11 可作为一种具有"返老还童"作用的细胞因子，逆转与年龄有关的心肌肥大，改善脑毛细血管和肌肉的功能。然而，关于 GDF11 "返老还童"的作用，有一些相互矛盾的报道和研究结果。有文献报道，恢复年老小鼠的 GDF11 水平对心脏功能并没有改善作用，GDF11 还会对衰老的骨骼肌产生有害的影响。此外，关于 GDF11 在

心血管疾病、糖尿病及成骨、骨骼肌发育和神经发生中的功能也有相互矛盾的报道。

McPherron 等发现了另一个 TGF-β 超家族成员 myostatin（GDF8 或 MSTN），其与 GDF11 密切相关。1999 年，该团队以 MSTN 为探针，克隆了小鼠和人的 GDF11。同年，Nakashima 等以大鼠切牙牙髓 RNA 为模板，采用保守的 BMP 和 GDF 序列为基础并设计引物，发现在实验动物交配后 8.5 天首次表达 GDF11，且 GDF11 在实验动物尾芽中表达量最高，并预测了大鼠和小鼠 GDF11 的氨基酸序列。Gamer 等利用牛 BMP 相关序列设计引物，克隆了人和小鼠的 GDF11，并证明了其在中胚层和神经组织中的模式化作用。

二、GDF11 的结构和形成

通过将 GDF11 序列（GenBank-AF100907）与基因组序列（GRCh38）进行比对，科学家将 GDF11 基因定位于人染色体 12q13.2。GDF11 基因编码一个含 407 个氨基酸的蛋白质，有一个用于分泌的信号序列、一个 RXXR 蛋白分解处理位点以及一个含有高度保守的半胱氨酸残基模式的羧基端区域。GDF11 蛋白首先被前蛋白转化酶枯草溶菌素（kexin 5 型，PCSK5）裂解，形成非共价前体复合物，该复合物包含氨基末端抑制性前肽结构域和两个二硫键连接的羧基末端活性结构域。然后 BMP1/Tolloid 家族的金属蛋白酶成员在一个特定的部位裂解该前体复合物以激活 GDF11。Ge 等研究表明，Gly119 和 Asp120 之间的前体 50 kDa GDF11 蛋白在水解过程中导致 37 kDa 前肽结构域和 12.5 kDa 成熟 GDF11 的释放。GDF11 可在脂肪滴、内涵体、溶酶体和过氧化物酶体等囊泡中运输和储存（图 1-1）。GDF11 可能在粗面内质网中被翻译，在高尔基体中被加工，然后经转运囊泡从细胞中分选到溶酶体、过氧化物酶体等中，这需要更多的研究来验证。成熟的人、大鼠和小鼠 GDF11 与 GDF8 的氨基酸序列一致性分别为 90％、88％和 90％。此外，人和小鼠的 GDF11 蛋白有 99.5％的相似性。

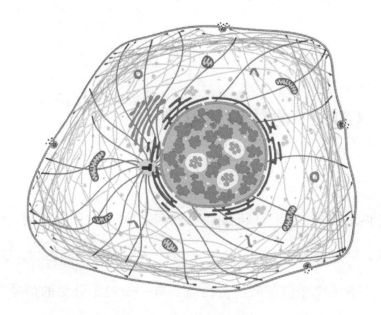

图 1-1　GDF11 的细胞定位

可用抗 GDF11 抗体（Sigma-Aldrich，HPA060985）对 CACO-2 和 U-2 OS 细胞系的 GDF11 进行免疫荧光染色。

三、GDF11 的表达和分布

GDF11 在尾芽、四肢和神经干等胚胎组织和脊髓、嗅觉系统、牙髓、骨骼肌、脾脏、胰腺、肠、肾、脑、心脏和血液等成体组织中表达。GDF11 mRNA 和 GDF11 蛋白水平在不同组织中的表达量存在差异。在精囊、大脑皮层、子宫内膜和子宫颈等中，GDF11 mRNA 表达量较高；而 GDF11 蛋白在大脑皮层、肾上腺、软组织、尾状核、睾丸和海马体中表达量较高（图 1-2）。最近的一项研究表明，血小板中 GDF11 高水平表达，表明血清样本可能无法准确反应循环中 GDF11 水平。

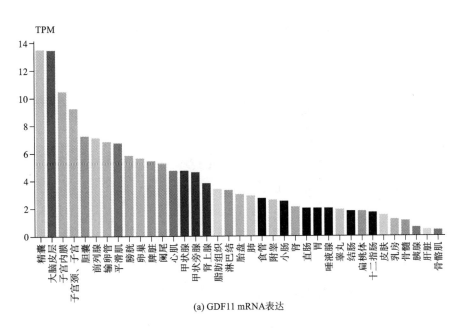

(a) GDF11 mRNA表达

图 1-2　GDF11 mRNA 和 GDF11 蛋白在不同组织中的表达量概况

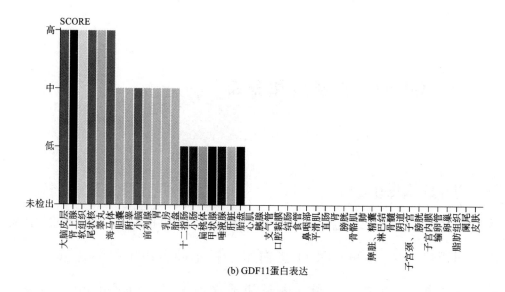

(b) GDF11蛋白表达

续图 1-2

TPM，每百万份转录数。

（a）GDF11 mRNA 在 3 种不同来源人体组织中表达的相关数据，即人类蛋白质图谱（HPA）RNA-seq 数据、基因-组织表达（GTEx）项目 RNA-seq 数据和 FANTOM5 项目 CAGE 技术数据。颜色编码是基于组织具有共同的功能特征群。（b）40 多种人体组织 GDF11 蛋白表达数据。颜色编码是基于组织具有共同的功能特征群。

第二节　GDF11 诱导的信号通路

与其他 TGF-β 超家族成员相似，GDF11 通过 Ⅰ 型和 Ⅱ 型丝氨酸/苏氨酸激酶受体传递信号。GDF11 首先与激活素受体 Ⅰ（ActR Ⅱ）结合，包括 ActR Ⅱ A 和 ActR Ⅱ B，然后招募激活素受体样激酶（ALK），包括 ALK4、ALK5 和 ALK7。GDF11 与其受体结合，激活 Smad 和非 Smad 信号通路。Smad 和非 Smad 信号通路分别代表 TGF-β 超家族成员下游的经典和非经典信号通路。GDF11 激活受体 Smads（R-Smad），包括 Smad2/3 和 Smad1/5/8。然后，它们招募共同的 Smads（co-Smad，Smad4），迁移到细胞核并转录靶基因。目前，关于 GDF11 的研究主要集中在 Smad2/3 信号通路，仅有两项研究表明 GDF11 在内皮细胞和鸡胚中激活 Smad1/5/8。GDF11 激活 Smad1/5/8 在生理和病理过程中的相关性尚不清楚。除了经典信号通路外，TGF-β 超家族成员还激活其他非 Smad 信号通路，如 MAPK（p38、细胞外信号调节激酶（ERK）、c-Jun 氨基末端激酶（JNK））、Rho 样 GTP 酶和磷脂酰肌醇 3-激酶（PI3K）/Akt。GDF11 激活 p38 MAPK 调节核仁的大小和功能，影响内皮细胞中的 JNK，并与 AMP 活化蛋白激酶（AMP-activated protein kinase，AMPK）、内皮型一氧化氮合酶（endothelial nitric oxide synthase，eNOS）和核因子 κB（NF-κB）存在交互作用。GDF11 信号通路受多种蛋白质负调控。在细胞外区，WFIKKN1/2、FSTL3 和前肽蛋白在各个时间点抑制 GDF11 信号通路。WFIKKN1/2 蛋白又称 GASP1/2，通过卵泡抑素和 NTR 结构域阻断 GDF11 与 Ⅱ 型丝氨酸/苏 氨酸激酶受体结合，从而调节肌肉生长发育。卵泡抑素样蛋白 3（FSTL3）是一种分泌型糖蛋白，与 GDF11 形成无活性的复合物，作为 GDF11 信 号通路的内源性抑制剂。GDF11 前肽通过与 GDF11 形成潜伏复合物在 体外拮抗 GDF11 活性。在细胞内，GDF11 信号通路受到抑制性 Smad（I-Smad，Smad7）的调节。此外，组蛋白脱乙酰酶（HDAC）作为关 键的转录调节因子，也可以通过抑制 GDF11 基因的表达来调节斑马鱼 肝脏的发育和肿瘤细胞的生长。在体内和体外实验中，GDF11 拮抗剂被 用来研究 GDF11 的功能。GDF11 信号通路如图 1-3 所示。

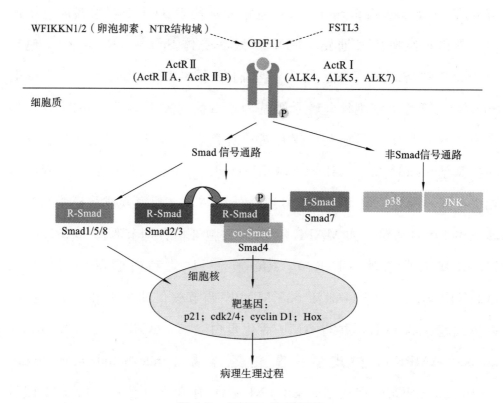

图 1-3　GDF11 信号通路

GDF11 通过激活 Smad 和非 Smad 信号通路影响基因表达。GDF11 信号通路受多个蛋白的调控，这些蛋白是负反馈环路中的重要组分。WFIKKN1 / 2、FSTL3 和前肽蛋白在胞外区室的不同位点抑制 GDF11 信号通路。

第三节　GDF11 的功能

一、GDF11 在发育中的作用

动物的发育不仅包括胚胎发生，还包括成年生物体的再生、无性繁殖、变态发育及干细胞的生长和分化。相关研究发现，GDF11 在实验动物和人的前后轴、骨骼、肌肉组织、神经系统、消化腺和泌尿生殖系统的发育中发挥作用。

（一）GDF11 在前后轴发育中的作用

前后轴（AP）又称头-尾（口-尾）轴，是最古老的胚胎轴类型。GDF11 在小鼠胚胎发育早期的原始条纹区和尾芽区表达，并调节其生长发育。GDF11$^{+/-}$ 和 GDF11$^{-/-}$ 小鼠的中轴骨骼发育方面表现出异常，

GDF11$^-$/$^-$小鼠则为更严重的表型。Oh 等证实 ActRⅡA/ActRⅡB 复合突变小鼠表现出与 GDF11$^-$/$^-$小鼠相似的异常表型，ActRⅡA 和 ActRⅡB 通过激活 Smad2 介导 GDF11 相关的轴突骨架前/后模式。杂合子 ALK5$^+$/$^-$小鼠在脊椎、肾和腭的发育中为 GDF11$^-$/$^-$样表型。在机制上，GDF11 首先与 ActRⅡA 和 ActRⅡB 结合，然后招募Ⅰ型受体 ALK5 磷酸化 Smad2，从而调节细胞核内 Hox 基因的表达，影响中轴骨骼的前/后模式。

（二）GDF11 在骨骼发育中的作用

成骨（骨化）是在骨重建过程中，成骨细胞对新骨材料的沉积过程，涉及膜内和软骨内骨化。TGF-β 超家族成员在骨骼发育过程中起着至关重要的作用。myostatin 是骨发育的关键调节因子，其缺陷导致骨形成异常，并直接影响骨祖细胞的增殖和分化。多数研究表明，GDF11 在成骨中的作用是抑制性的。在绝经后的中国女性中，GDF11 是髋部骨密度的独立负预测因子。GDF11 通过 Smad2/3-Runx2 信号通路抑制骨髓间充质干细胞成骨分化，从而抑制骨形成，加快小鼠增龄性骨丢失的速度。Liu 等研究表明，GDF11 导致年轻成年和老年小鼠的骨丢失和骨再生受损。GDF11 通过激活 Smad2/3 和 c-Fos/Nfatc1 信号通路，促进了 RANKL 诱导的破骨细胞生成过程，同时它通过 Smad2/3 信号通路抑制了 Runx2 的表达，进而阻碍了成骨细胞的分化。这表明 GDF11 在骨骼代谢中具有双重作用，既刺激破骨细胞的生成，又抑制成骨细胞的分化。然而，Zhang 等研究表明，GDF11 作为一种保护因子，通过抑制过氧化物酶体增殖物活化受体 γ（PPAR-γ）的活性，促进成骨细胞的生成。这些结果相互矛盾，需要更多的研究来明确 GDF11 在骨丢失相关疾病中的作用。

（三）GDF11 在肌肉组织发育中的作用

肌生成的特点是单核的成肌细胞融合形成多核肌管，特别是在胚胎发育过程中。GDF8 是一种与 GDF11 高度相关的分泌蛋白，是已知的抑制骨骼肌发育的调节因子。目前关于 GDF11 在肌肉组织发育中作用的研究越来越多，据报道，GDF11 抑制鸡胚肌肉发育和成肌细胞谱系的分化。缺乏内源性 myostatin，但表达 GDF11、激活素、ActRⅡ和卵泡抑素的 L6E9 成肌细胞被用作体外模型来鉴定影响肌纤维大小的调节因子。L6E9 成肌细胞分化过程中 GDF11 水平降低，提示其在肌纤维形成中的作用。Jeanplong 等直接证明了 GDF11 可通过抑制成肌细胞分化来调节骨骼肌的生长。他们发现，出生后处于肌肉快速生长期的腓肠肌和 myostatin 基因敲除小鼠的腓肠肌中 GDF11 的 mRNA 表达量增加。此外，经重组 GDF11 处理后，C2C12 成肌细胞和 myostatin 基因敲除小鼠的成肌细胞，均出现了生长或分化被抑制的现象。其他研究表明，GDF11 抑制成肌细胞分化和肌肉再生，从而减少多核肌管数量。

GDF11通过激活Smad2/3信号通路诱导多核肌管萎缩,其过表达可导致骨骼肌和心肌萎缩。卵泡抑素和GASP-2等GDF11拮抗剂的相关研究已证实,GDF11在骨骼肌发育过程中具有抑制作用。过表达卵泡抑素能够显著加重对照组和myostatin基因敲除小鼠的肌肉重量,并诱导肌肉肥大现象,这一效果很可能是由于促进了卫星细胞的增殖而实现的。GASP-2是GDF11和myostatin的抑制剂,可以促进C2C12成肌细胞的增殖和分化。然而,Sinha等的研究表明,GDF11可通过增加多核肌管的数量,改善其他肌肉特征,恢复衰老肌卫星细胞的基因组的完整性,从而使损伤的老年小鼠的肌纤维再生。总体而言,多数研究表明GDF11具有与myostatin相似的抑制骨骼肌发育的作用,并可被卵泡抑素、GASP-2等因子拮抗。

（四）GDF11在神经系统发育中的作用

GDF11还参与嗅神经发生和视神经发育。GDF11及其受体由嗅上皮(OE)的神经元及其祖细胞表达。GDF11通过诱导p27(在OE中对神经发生负性自我调节起重要作用的Kip1),可能对祖细胞产生可逆的细胞周期阻滞作用。GDF11的抗神经生成活性可被翼状螺旋转录因子Foxg1拮抗,以促进嗅觉神经发生。GDF11及其受体ActRⅡB在爪蟾视网膜和发育中的小鼠神经节细胞层均有表达。GDF11在视神经发生中有独特的功能和表达模式,使GDF11基因成为治疗家族性视盘空腔异常的一个有前景的候选基因。除了嗅神经发生和视神经发育，GDF11 还参与脊髓神经发生。在脊髓的发育过程中，GDF11 由新生神经元分泌，它不仅促进细胞周期退出以减少增殖，还改变细胞的分化潜能，进而推动神经发生的进程。另外，Katisimpardi 等证明 GDF11 能促进老年小鼠的神经发生。重组 GDF11 能使老年小鼠大脑中的 $Sox2^+$ 神经干细胞群增加，表明 GDF11 能使老年小鼠的神经发生能力恢复。因此，GDF11 在神经发生中的促进或抑制作用可能取决于 GDF11 存在于生物体内的组织和时间。

（五）GDF11 在消化腺发育中的作用

GDF11 参与肝脏和胰岛的发育。HDAC 通过调控 GDF11 的表达在斑马鱼肝脏发育中发挥重要作用。HDAC 是斑马鱼肝脏和外分泌胰腺发育所必需的。HDAC 通过抑制 GDF11 调控斑马鱼肝脏生长。在小鼠中，GDF11 在 E12-E14 胚胎胰腺上皮中表达。$GDF11^-/^-$ 胚胎表现为胃、脾和胰腺的畸形。GDF11 基因敲除小鼠胰岛发育障碍，$Ngn3^+$ 细胞数量增加，表明 GDF11 负调控 $Ngn3^+$ 胰岛祖细胞数量。此外，GDF11 通过独立于 Notch 信号通路的 Smad2 信号通路促进胰岛 β 细胞分化。在 $GDF11^-/^-$ 动物中，$Nkx6.1^+$ 细胞不能表达促进胰岛 β 细胞成熟的胰岛素基因转录因子 MafA。研究发现 $GDF11^-/^-$ 小鼠胚胎胰腺体积缩小为原来的 1/4，外分泌小室发育不良，$Ngn3^+$ 内分泌前体细胞增多，表明 GDF11 在胰腺发育中发挥重要作用。

（六）GDF11 在泌尿生殖系统发育中的作用

肾发育按前肾、中肾和后肾阶段逐级进展。在肾发育过程中，GDF11 对于输尿管芽的生长和定位至关重要，是后肾间充质的诱导因子。GDF11 在 Wolffian 管（中肾管）和后肾间充质中表达。靶向敲除 GDF11 基因的小鼠表现为双侧或单侧肾发育不全或发育不良。在后肾间充质细胞中，GDF11 促进胶质细胞源性神经营养因子（GDNF）的表达，从而引导输尿管芽从 Wolffian 管生长。

二、GDF11 在红细胞生成中的作用

红细胞生成受阻或无法生成会导致贫血。以往研究表明，GDF11 在正常红细胞生成、血液透析（HD）和 β 地中海贫血、骨髓增生异常综合征（MDS）和红细胞生成素抵抗性贫血的病理过程中具有关键作用。在红细胞生成的正常过程中，GDF11 主要在未成熟的红细胞祖细胞中表

达，是其生存和抑制其终末分化的必要条件。在贫血患者中，GDF11 促进红细胞前体的增殖并抑制红细胞的成熟。

可使用 GDF11 诱捕剂 ACE-011 和 ACE-536 缓解红细胞生成无效的情况和治疗缺铁性贫血。ACE-011 及其小鼠版本 RAP-011 是由 ActR Ⅱ B 的细胞外结构域与人 IgG1 Fc 结构域连接而成的配体诱捕剂，通过减少地中海贫血小鼠的无效红细胞生成、铁超载和红细胞相关的血红蛋白沉淀而改善血液学参数。GDF11 在 β 地中海贫血患者中过量表达，抑制终末红细胞生成。ACE-536 及其小鼠版本 RAP-536 是含有人 ActR Ⅱ B 的细胞外结构域的配体诱捕剂，经修饰后可减少激活素的结合。ACE-536 通过促进晚期红细胞的成熟来增加红细胞的数量、增高血红蛋白浓度和增大血细胞比容。GDF11 通过激活 Smad2/3 信号通路抑制晚期红细胞的分化。高危骨髓增生异常综合征患者的 GDF11 水平显著升高，而与之相伴的是红细胞（RBC）数量减少、血红蛋白浓度降低以及血细胞比容减小，这些指标表明 GDF11 水平与后期红细胞生成呈负相关关系。在骨髓增生异常综合征患者的红细胞生成过程中，GDF11 可能促进铁过载（IO），这进一步加剧了病变。GDF11 及其诱捕剂为铁代谢异常和红细胞生成障碍的治疗提供了新的策略。

三、GDF11 在心血管疾病和衰老中的作用

Loffredo 等报道，GDF11 可以逆转与年龄有关的心肌肥大。然而，

一些研究报道显示了与之矛盾的结果（表 1-1）。

表 1-1　GDF11 在衰老相关心血管疾病和肌肉功能障碍中的两种不同观点

观　　点	研　究　结　果
GDF11 在与衰老相关心血管疾病和肌肉功能障碍中的积极作用	GDF11 血清水平随着年龄的增长而下降 GDF11 逆转与年龄相关的心肌肥大 GDF11 改善衰老小鼠大脑的血管和神经功能 GDF11 修复衰老小鼠与年龄相关的骨骼肌功能障碍 GDF11 可降低稳定性缺血性心脏病患者的心血管事件发生率和死亡风险，保护内皮损伤，减少载脂蛋白 E 基因敲除小鼠的动脉粥样硬化斑块形成 GDF11 是哺乳动物寿命的一个新的预测分子
GDF11 在与衰老相关心血管疾病和肌肉功能障碍中的消极作用	GDF11 血清水平随着年龄和疾病的变化而变化、不变或检测不到 GDF11 不能逆转衰老引起的病理性心肌肥大 GDF11 对肌肉功能存在不利影响或无明显影响 GDF11 升高是人类年龄相关性衰弱和疾病的危险因素 在早衰小鼠模型中，给予 GDF11 并不能延长其寿命

科研人员开始越来越多地关注 GDF11 在衰老及心血管疾病中的作用。研究发现，GDF11 可以改善年老小鼠血管功能，增强神经生成作用和嗅觉功能；GDF11 可以改善衰老引起的肌肉功能下降；GDF11 还可以部分恢复衰老干细胞的功能（图 1-4）。然而，一系列研究质疑了 GDF11 的作用，这些研究认为年老小鼠或心肌肥大动物模型血液中 GDF11 水平并无下降，可能上升或者因血液中 GDF11 水平过低而无法检测到；GDF11 可以显著抑制小鼠肌肉再生并减少卫星细胞扩张；恢复年老小鼠 GDF11 水平对心脏结构和功能无显著影响。总之，GDF11 对衰老及心血管系统疾病的影响仍然有争议，因此深入研究 GDF11 的作用具有重要的意义。

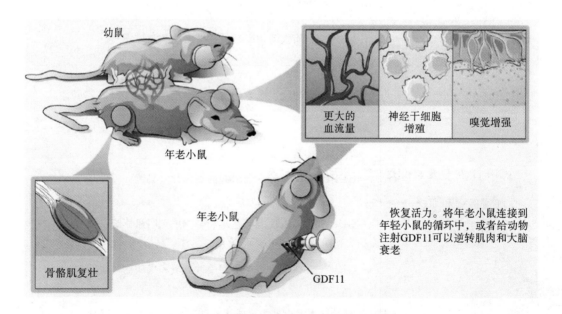

图 1-4 GDF11 具有"返老还童"作用

衰老的过程涉及组织和细胞功能的减退，导致退行性病变。衰老最常见的特征包括心肌肥大、血管和神经功能下降、肌肉功能障碍、骨质疏松以及心血管病变和死亡的风险增加。研究表明，哺乳动物雷帕霉素靶蛋白（mTOR）抑制剂雷帕霉素和热量限制可以延迟衰老。一些研究表明，GDF11可以逆转衰老和与衰老相关的肌肉、神经、心血管系统的功能紊乱。血清中的GDF11水平在衰老后下降，补充GDF11可使年老小鼠恢复活力，这表明GDF11是哺乳动物寿命的一个新的预测因子。GDF11还能促进年老小鼠急性肾损伤后的肾小管再生。

许多研究表明，GDF11对衰老过程没有明显的影响，不能挽救与年龄有关的病理性心肌肥大。事实上，GDF11抑制了骨骼肌的再生，导致年轻和年老小鼠的骨质流失，而其血清水平随年龄增长而变化或保持不变。用GDF11治疗并没有改善Mdx突变体小鼠的肌肉萎缩情况，而且缺乏证据表明GDF11是老年骨骼肌卫星细胞的再生剂。Schafer等报道，随着人GDF11水平的升高，与年龄相关的虚弱和疾病的风险也会相应增高。此外，GDF11的使用并没有延长早衰小鼠的寿命。

GDF11对心血管疾病和糖尿病具有双重作用。Adela等在患者中发现，2型糖尿病（T2DM）、T2DM合并高血压和冠状动脉疾病以及T2DM合并冠状动脉疾病者的血浆GDF11水平下降。然而，Fadini等发现，T2DM和T2DM合并心血管疾病患者的血浆GDF11浓度更高。循环GDF11水平升高会使糖尿病患病率、术后并发症和再次住院的风险增高。Mei等和Li等认为，腺病毒载体转染的GDF11和重组GDF11可减少脂蛋白 $E^-/^-$ 小鼠的动脉粥样硬化斑块形成，并通过改善胰岛 β 细胞功能和存活率而降低T2DM发生风险。然而，在体外实验中，Jing等表明，补充 GDF11 并没有改善 C2C12 成肌细胞中由棕榈酸引起的胰岛素抵抗。

一些研究表明，GDF11 可以降低稳定性缺血性心脏病患者的心血管事件发生率和死亡风险，并改善与衰老相关的心肌肥大。通过超声靶向微泡破坏技术将 GDF11 质粒输送到老年心脏，可增强缺血再灌注损伤后心肌的再生能力。然而，其他研究认为，GDF11 与心血管疾病的合并症和术后结果有关，而且补充 GDF11 并不能改善与衰老相关的病理性心肌肥大。

四、GDF11 对内皮细胞的影响

GDF11 对内皮细胞的影响存在争议（表 1-2）。Katsimpardi 等的研究表明，GDF11 在含有血管内皮生长因子（vascular endothelial growth factor，VEGF）和表皮生长因子（EGF）的 5％胎牛血清（FBS）培养基中处理 6 天，可使原代脑毛细血管内皮细胞的增殖率增加 22.9％。然而，Finkenzeller 等证明，在 10％FBS 培养基中，GDF11 不影响从人外周血中分离的内皮祖细胞的细胞黏附、增殖和凋亡，但在不含 FBS 的培养基中促进细胞迁移。Zhang 等的研究也表明，GDF11 不影响 10％FBS培养基中人脐静脉内皮细胞和大鼠主动脉内皮细胞的细胞活力、细胞迁移和细胞增殖。Mei 等的结论是小鼠主动脉内皮细胞的细胞迁移不受GDF11 的影响。

表 1-2 GDF11 对不同内皮细胞的细胞活力、细胞增殖和细胞迁移的影响

细胞类型	培养条件	GDF11 （浓度与时间）	细胞活力	细胞增殖	细胞迁移
脑毛细血管 内皮细胞	5% FBS （VEGF，EGF）	40 ng/mL 6 天		＋	
内皮祖细胞	10% FBS	40 ng/mL 3 天		none	
	10% FBS	40 ng/mL 1 h		none	
	无 FBS	40 ng/mL 1 天			＋
人脐静脉 内皮细胞	10% FBS	50 ng/mL	none	none	none
大鼠主动脉 内皮细胞	10% FBS	50 ng/mL	none	none	none
小鼠主动脉 内皮细胞	未知	50 ng/mL 1 天或 3 天			none

＋，促进；none，无明显变化。

因此，关于 GDF11 在衰老、心血管疾病以及对内皮细胞的影响等方面的作用，目前学界存在诸多不同观点。这种矛盾可能源于多项研究中的多种变量因素，如小鼠的来源和性别、重组 GDF11 的活性域差异、GDF11 检测方法的多样性、GDF11 作用时间和浓度的不同以及遗传背景的差异等。

五、GDF11 在癌症和其他疾病中的作用

TGF-β 超家族成员及其受体在癌症中起着重要的调节作用。在正常细胞和早期癌细胞中，TGF-β 信号通路发挥着肿瘤抑制作用，而在晚期癌细胞中，TGF-β 信号通路可促进癌细胞转移。根据人类蛋白质图谱数据库的数据，GDF11 与乳腺癌、结直肠癌、肝癌和胰腺癌等的发生和发展有关。GDF11 在乳腺癌、结直肠癌、肝癌和胰腺癌中表达水平升高。图 1-5 为正常组织和癌组织切片的 GDF11 免疫组化染色。棕褐色染色表明 GDF11 染色，而苏木素复染可以显示显微特征。癌细胞中 GDF11 高表达的结直肠癌患者表现为淋巴结转移频率高，生存率低。然而，HDAC 抑制剂曲古抑菌素 A 通过在体外激活 GDF11 而抑制癌细胞生长。这些矛盾的结果可能是 GDF11 在癌症不同阶段的双重作用造成的。据报道，GDF11 也参与了乳腺癌和子宫肌瘤的治疗。然而，还没有调查 GDF11 在其他癌症中的作用，需要进一步深入研究以澄清 GDF11 在癌症中的作用机制和功能。

GDF11 基因治疗可以用于修复损伤的牙齿。利用电穿孔技术、电转染技术或超声技术进行 GDF11 基因靶向传送（局部基因释放），可以诱导牙髓干细胞向成牙质细胞分化，诱导牙本质形成，发挥修复牙本质的作用。

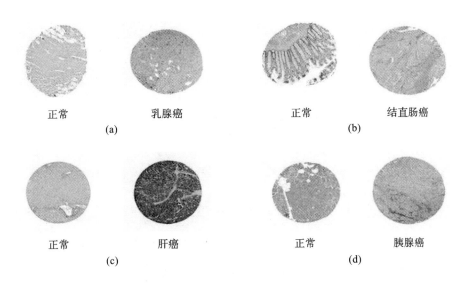

正常　　　　　　乳腺癌　　　　　　　正常　　　　　　结直肠癌

(a)　　　　　　　　　　　　　　　　　　(b)

正常　　　　　　　肝癌　　　　　　　正常　　　　　　　胰腺癌

(c)　　　　　　　　　　　　　　　　　　(d)

图 1-5　GDF11 在人类癌组织中的表达

GDF11 可能还参与 EB 病毒感染、β 地中海贫血、痛经等生理病理过程。EB 病毒感染细胞后，GDF11 水平下降，提示 GDF11 水平可能与 EB 病毒感染有关。痛经患者与正常者相比，编码促炎因子（包括 IL-1β、肿瘤坏死因子（TNF）、IL6、IL8）的基因水平增高，编码 TGF-β 超家族成员（包括 BMP4、GDF11 等）的基因水平下降，提示年轻妇女早期痛经的发生可能与包括 GDF11 在内的 TGF-β 超家族成员与促炎因子之间的平衡失调有关。GDF11 可能参与 β 地中海贫血的病理过程。β 地中海贫血小鼠的有核红细胞内 GDF11 水平增高，通过抑制 GDF11 诱导的 ROS 增加等方法可治疗 β 地中海贫血。

参考文献

［1］ Nakashima M，Toyono T，Akamine A，et al．Expression of growth/differentiation factor 11，a new member of the BMP/TGFβ superfamily during mouse embryogenesis［J］．Mech Dev，1999，80(2)：185-189．

［2］ Loffredo F S，Steinhauser M L，Jay S M，et al．Growth differentiation factor 11 is a circulating factor that reverses agerelated cardiac hypertrophy［J］．Cell，2013，153(4)：828-839．

［3］ Katsimpardi L，Litterman N K，Schein P A，et al．Vascular and neurogenic rejuvenation of the aging mouse brain by young systemic factors［J］．Science，2014，344 (6184)：630-634．

［4］ Sinha M，Jang Y C，Oh J，et al．Restoring systemic GDF11 levels reverses age-related dysfunction in mouse skeletal muscle［J］．Science，2014，344(6184)：649-652．

［5］ Smith S C，Zhang X X，Zhang X Y，et al．GDF11 does not rescue aging-related pathological hypertrophy［J］．Circ Res，2015，117(11)：926-932．

［6］ Egerman M A，Cadena S M，Gilbert J A，et al．GDF11 increases with age and inhibits skeletal muscle regeneration[J]. Cell Metab，2015,22(1):164-174.

[7] McPherron A C，Lawler A M，Lee S J. Regulation of skeletal muscle mass in mice by a new TGF-β superfamily member[J]. Nature，1997,387(6628):83-90.

[8] McPherron A C，Lawler A M，Lee S J. Regulation of anterior/posterior patterning of the axial skeleton by growth/differentiation factor 11[J]. Nat Genet，1999,22(3):260-264.

[9] Gamer L W，Wolfman N M，Celeste A J，et al. A novel BMP expressed in developing mouse limb，spinal cord，and tail bud is a potent mesoderm inducer in Xenopus embryos[J]. Dev Biol,1999,208(1):222-232.

[10] Essalmani R，Zaid A，Marcinkiewicz J，et al. In vivo functions of the proprotein convertase PC5/6 during mouse development: Gdf11 is a likely substrate[J]. Proc Natl Acad Sci U S A，2008,105(15):5750-5755.

[11] Tsuda T，Iwai N，Deguchi E，et al. PCSK5 and GDF11 expression in the hindgut region of mouse embryos with anorectal malformations[J]. Eur J Pediatr Surg，2011,21(4):238-241.

[12] Ge G X，Hopkins D R，Ho W B,et al. GDF11 forms a bone morphogenetic protein 1-activated latent complex that can modulate nerve growth factor-induced differentiation of PC12 cells [J]. Mol Cell Biol，2005,25(14):5846-5858.

[13] Gamer L W，Cox K A，Small C，et al. Gdf11 is a negative regulator of chondrogenesis and myogenesis in the developing chick limb[J]. Dev Biol，2001,229(2):407-420.

[14] McPherron A C. Metabolic functions of myostatin and GDF11 [J]. Immunol Endocr Metab Agents Med Chem，2010,10 (4): 217-231.

[15] Bueno J L，Ynigo M，De Miguel C，et al. Growth differentiation factor 11（GDF11）-a promising anti-ageing factor-is highly concentrated in platelets[J]. Vox Sang，2016,111(4):434-436.

[16] McNally E M. Questions and answers about myostatin，GDF11，and the aging heart[J]. Circ Res，2016,118(1):6-8.

[17] Hannan N R F，Jamshidi P，Pera M F，et al. BMP-11 and myostatin support undifferentiated growth of human embryonic stem cells in feeder-free cultures[J]. Cloning Stem Cells，2009，11(3):427-435.

[18] Tsuchida K，Nakatani M，Uezumi A，et al. Signal transduction pathway through activin receptors as a therapeutic target of musculoskeletal diseases and cancer[J]. Endocr J，2008,55 (1): 11-21.

[19] Camici G G，Savarese G，Akhmedov A，et al. Molecular mechanism of endothelial and vascular aging: implications for cardiovascular disease[J]. Eur Heart J，2015,36(48):3392-3403.

[20] Rochette L，Zeller M，Cottin Y，et al. Growth and differentiation

factor 11 (GDF11): functions in the regulation of erythropoiesis and cardiac regeneration[J]. Pharmacol Ther，2015,156:26-33.

[21] Brun C E，Rudnicki M A. GDF11 and the mythical fountain of youth[J]. Cell Metab，2015,22(1):54-56.

[22] Liu J P. The function of growth/differentiation factor 11 (Gdf11) in rostrocaudal patterning of the developing spinal cord [J]. Development，2006,133(15):2865-2874.

[23] Zhang Y H，Cheng F，Du X T,et al. GDF11/BMP11 activates both smad1/5/8 and smad2/3 signals but shows no significant effect on proliferation and migration of human umbilical vein endothelial cells[J]. Oncotarget，2016,7(11):12063-12074.

[24] Schmierer B，Hill C S. TGFβ-SMAD signal transduction: molecular specificity and functional flexibility[J]. Nat Rev Mol Cell Biol，2007,8(12):970-982.

[25] Zhang Y E. Non-Smad pathways in TGF-β signaling[J]. Cell Res,2009,19 (1):128-139.

[26] Patel V K，Demontis F. GDF11/myostatin and aging[J]. Aging (Albany NY),2014,6(5):351-352.

[27] Mei W，Xiang G D,Li Y X,et al. GDF11 protects against endothelial injury and reduces atherosclerotic lesion formation in apolipoprotein e-null mice[J]. Mol Ther，2016，24(11):1926-1938.

[28] Szláma G，Kondás K，Trexler M，et al. WFIKKN1 and WFIKKN2 bind growth factors TGFβ1，BMP2 and BMP4 but do

not inhibit their signalling activity[J]. FEBS J，2010，277(24)：5040-5050.

[29]　Lee Y S，Lee S J. Regulation of GDF-11 and myostatin activity by GASP-1 and GASP-2[J]. Proc Natl Acad Sci USA，2013，110(39)：E3713-E3722.

[30]　Robertson R D，Mukherjee A. Synexpression group analyses identify new functions of FSTL3，a TGFβ ligand inhibitor[J]. Biochem Biophys Res Commun，2012，427(3)：568-573.

[31]　Farooq M，Sulochana K N，Pan X F，et al. Histone deacetylase 3 (hdac3) is specifically required for liver development in zebrafish [J]. Devl Biol，2008，317(1)：336-353.

[32]　Zhang X H，Wharton W，Yuan Z G，et al. Activation of the growth-differentiation factor 11 gene by the histone deacetylase (HDAC) inhibitor trichostatin A and repression by HDAC3[J]. Mol Cell Biol，2004，24(12)：5106-5118.

[33]　Kimelman D，Martin B L. Anterior-posterior patterning in early development：three strategies[J]. Wiley Interdiscip Rev Dev Biol，2012，1(2)：253-266.

[34]　Oh S P，Yeo C Y，Lee Y，et al. Activin type IIA and IIB receptors mediate Gdf11 signaling in axial vertebral patterning[J]. Genes Dev，2002，16(21)：2749-2754.

[35]　Andersson O，Reissmann E，Ibáñez C F. Growth differentiation factor 11 signals through the transforming growth factor-β

receptor ALK5 to regionalize the anterior-posterior axis [J].
EMBO Rep，2006，7(8):831-837.

[36] Oka K，Oka S，Sasaki T，et al. The role of TGF-β signaling in
regulating chondrogenesis and osteogenesis during mandibular
development[J]. Dev Biol，2007，303(1):391-404.

[37] Chen G Q，Deng C X，Li Y P. TGF-β and BMP signaling in
osteoblast differentiation and bone formation[J]. Int J Biol Sci，
2012，8(2):272-288.

[38] Elkasrawy M N，Hamrick M W. Myostatin (GDF-8) as a key factor
linking muscle mass and bone structure[J]. J Musculoskelet Neuronal
Interact，2010，10(1):56-63.

[39] Hamrick M W，Shi X，Zhang W，et al. Loss of myostatin
(GDF8) function increases osteogenic differentiation of bone
marrow-derived mesenchymal stem cells but the osteogenic effect
is ablated with unloading[J]. Bone，2007，40(6):1544-1553.

[40] Chen Y S，Guo Q，Zhang M，et al. Relationship of serum GDF11
levels with bone mineral density and bone turnover markers in
postmenopausal Chinese women[J]. Bone Res，2016，4:16012.

[41] Lu Q，Tu M L，Li C J，et al. GDF11 inhibits bone formation by
activating smad2/3 in bone marrow mesenchymal stem cells[J].
Calcif Tissue Int，2016，99(5):500-509.

[42] Liu W Q，Zhou L Y，Zhou C C，et al. GDF11 decreases bone
mass by stimulating osteoclastogenesis and inhibiting osteoblast

and inhibiting osteoblast differentiation[J]. Nat Commun，2016，7：12794.

[43] Zhang Y，Shao J，Wang Z，et al. Growth differentiation factor 11 is a protective factor for osteoblastogenesis by targeting PPARgamma[J]. Gene，2015，557(2)：209-214.

[44] Thomas M，Langley B，Berry C，et al. Myostatin，a negative regulator of muscle growth，functions by inhibiting myoblast proliferation[J]. J Biol Chem，2000，275(51)：40235-40243.

[45] Rossi S，Stoppani E，Gobbo M，et al. L6E9 myoblasts are deficient of myostatin and additional TGF-β members are candidates to developmentally control their fiber formation[J]. J Biomed Biotechnol，2010，2010：326909.

[46] Hammers D W，Merscham-Banda M，Hsiao J Y，et al. Supraphysiological levels of GDF11 induce striated muscle atrophy [J]. EMBO Mol Med，2017，9(4)：531-544.

[47] Gilson H，Schakman O，Kalista S，et al. Follistatin induces muscle hypertrophy through satellite cell proliferation and inhibition of both myostatin and activin [J]. Am J Physiol Endocrinol Metab，2009，297(1)：E157-E164.

[48] Pèrié L，Parenté A，Brun C，et al. Enhancement of C2C12 myoblast proliferation and differentiation by GASP-2，a myostatin inhibitor[J]. Biochem Biophys Rep，2016，6：39-46.

[49] Wu H H，Ivkovic S，Murray R C，et al. Autoregulation of

neurogenesis by GDF11[J]. Neuron, 2003,37(2):197-207.

[50] Gokoffski K K, Wu H H, Beites C L,et al. Activin and GDF11 collaborate in feedback control of neuroepithelial stem cell proliferation and fate[J]. Development,2011,138(19):4131-4142.

[51] Kawauchi S, Kim J, Santos R, et al. Foxg1 promotes olfactory neurogenesis by antagonizing Gdf11 [J]. Development, 2009, 136(9):1453-1464.

[52] Hocking J C, Hehr C L, Chang R Y,et al. TGFβ ligands promote the initiation of retinal ganglion cell dendrites in vitro and in vivo [J]. Mol Cell Neurosci, 2008,37(2):247-260.

[53] Kim J, Wu H H, Lander A D, et al. GDF11 controls the timing of progenitor cell competence in developing retina[J]. Science, 2005,308(5730):1927-1930.

[54] Santos R, Wu J, Hamilton J A,et al. Restoration of retinal development in Vsx2 deficient mice by reduction of Gdf11 levels [J]. Adv Exp Med Biol, 2012,723:671-677.

[55] Fingert J H, Honkanen R A, Shankar S P,et al. Familial cavitary optic disk anomalies: identification of a novel genetic locus[J]. Am J Ophthalmol,2007,143(5):795-800.

[56] Shi Y T, Liu J P. Gdf11 facilitates temporal progression of neurogenesis in the developing spinal cord[J]. J Neurosci, 2011, 31(3):883-893.

[57] Harmon E B, Apelqvist A A, Smart N G,et al. GDF11

modulates NGN3$^+$ islet progenitor cell number and promotes β-cell differentiation in pancreas development[J]. Development，2004,131(24):6163-6174.

[58] Dichmann D S, Yassin H, Serup P. Analysis of pancreatic endocrine development in GDF11-deficient mice[J]. Dev Dyn，2006,235(11):3016-3025.

[59] Smart N G, Apelqvist A A, Gu X Y,et al. Conditional expression of Smad7 in pancreatic β cells disrupts TGF-β signaling and induces reversible diabetes mellitus [J]. PLoS Biol，2006, 4(2):e39.

[60] Esquela A F, Lee S J. Regulation of metanephric kidney development by growth/differentiation factor 11[J]. Dev Biol，2003,257(2):356-370.

[61] Yu J, McMahon A P, Valerius M T. Recent genetic studies of mouse kidney development[J]. Curr Opin Genet Dev,2004, 14(5):550-557.

[62] Koury M J, Ponka P. New insights into erythropoiesis: the roles of folate, vitamin B12, and iron[J]. Annu Rev Nutr，2004,24: 105-131.

[63] Pak M, Lopez M A, Gabayan V, et al. Suppression of hepcidin during anemia requires erythropoietic activity[J]. Blood，2006, 108(12):3730-3735.

[64] Tonelli M, Hemmelgarn B, Reiman T, et al. Benefits and harms

of erythropoiesis-stimulating agents for anemia related to cancer: a meta-analysis[J]. CMAJ，2009,180(11):E62-E71.

[65] Yamagishi S，Matsui T，Kurokawa Y，et al. Serum levels of growth differentiation factor 11 are independently associated with low hemoglobin values in hemodialysis patients[J]. Biores Open Access，2016,5(1):155-158.

[66] Kim A，Nemeth E. New insights into iron regulation and erythropoiesis[J]. Curr Opin Hematol，2015,22(3):199-205.

[67] Paulson R F. Targeting a new regulator of erythropoiesis to alleviate anemia[J]. Nat Med,2014,20(4):334-335.

[68] Dussiot M，Maciel T T，Fricot A,et al. An activin receptor IIA ligand trap corrects ineffective erythropoiesis in β-thalassemia[J]. Nat Med，2014,20(4):398-407.

[69] Suragani R N，Cadena S M，Cawley S M,et al. Transforming growth factor-β superfamily ligand trap ACE-536 corrects anemia by promoting late-stage erythropoiesis [J]. Nat Med，2014, 20(4):408-414.

[70] Blagosklonny M V. Rapamycin extends life-and health span because it slows aging[J]. Aging (Albany NY)，2013,5(8): 592-598.

[71] Harrison D E，Strong R，Sharp Z D,et al. Rapamycin fed late in life extends lifespan in genetically heterogeneous mice[J]. Nature，2009,460(7253):392-395.

[72] De Cabo R，Carmona-Gutierrez D，Bernier M，et al. The search for antiaging interventions：from elixirs to fasting regimens[J]. Cell，2014,157(7):1515-1526.

[73] Poggioli T，Vujic A，Yang P，et al. Circulating growth differentiation factor 11/8 levels decline with age[J]. Circ Res，2016,118(1):29-37.

[74] Hinken A C，Powers J M，Luo G，et al. Lack of evidence for GDF11 as a rejuvenator of aged skeletal muscle satellite cells[J]. Aging Cell，2016,15(3):582-584.

[75] Freitas-Rodríguez S，Rodríguez F，Folgueras A R. GDF11 administration does not extend lifespan in a mouse model of premature aging[J]. Oncotarget，2016，7(35)：55951-55956.

[76] Fadini G P，Menegazzo L，Bonora B M，et al. Effects of age，diabetes，and vascular disease on growth differentiation factor 11：first-in-human study[J]. Diabetes Care，2015,38(8):e118-e119.

[77] Jing Y Y，Li D，Wu F，et al. GDF11 does not improve the palmitate induced insulin resistance in C2C12[J]. Eur Rev Med Pharmacol Sci，2017,21(8):1795-1802.

[78] Olson K A，Beatty A L，Heidecker B，et al. Association of growth differentiation factor 11/8，putative anti-ageing factor，with cardiovascular outcomes and overall mortality in humans：analysis of the Heart and Soul and HUNT3 cohorts[J]. Eur Heart J，2015,36(48):3426-3434.

［79］ Du G Q，Shao Z B，Wu J，et al. Targeted myocardial delivery of GDF11 gene rejuvenates the aged mouse heart and enhances myocardial regeneration after ischemia-reperfusion injury［J］. Basic Res Cardiol，2017,112(1):7.

［80］ Finkenzeller G，Stark G B，Strassburg S. Growth differentiation factor 11 supports migration and sprouting of endothelial progenitor cells［J］. J Surg Res，2015,198(1):50-56.

［81］ Akhurst R J，Derynck R. TGF-β signaling in cancer—a double-edged sword［J］. Trends Cell Biol，2001,11(11):S44-S51.

［82］ Massagué J. TGFβ in cancer［J］. Cell，2008,134(2):215-230.

［83］ Lebrun J J. The dual role of TGFβ in human cancer：from tumor suppression to cancer metastasis［J］. ISRN Mol Biol，2012,2012：381428.

［84］ Alvarez C，Aravena A，Tapia T，et al. Different array CGH profiles within hereditary breast cancer tumors associated to BRCA1 expression and overall survival［J］. BMC Cancer，2016，16:219.

［85］ Nakashima M，Mizunuma K，Murakami T，et al. Induction of dental pulp stem cell differentiation into odontoblasts by electroporation-mediated gene delivery of growth/differentiation factor 11 (Gdf11)［J］. Gene Ther，2002,9(12):814-818.

［86］ Nakashima M，Tachibana K，Iohara K，et al. Induction of reparative dentin formation by ultrasound-mediated gene delivery of growth/differentiation factor 11[J]. Hum Gene Ther，2003，14(6):591-597.

[87] Ding Y，Li X R，Yang K Y,et al. Proteomics analysis of gastric epithelial AGS cells infected with Epstein-Barr virus[J]. Asian Pac J Cancer Prev, 2013,14(1):367-372.

[88] Ma H，Hong M，Duan J,et al. Altered cytokine gene expression in peripheral blood monocytes across the menstrual cycle in primary dysmenorrhea: a case-control study[J]. PLoS One，2013,8(2):e55200.

[89] Stoikos C J，Harrison C A，Salamonsen L A,et al. A distinct cohort of the TGFβ superfamily members expressed in human endometrium regulate decidualization[J]. Hum Reprod，2008，23(6):1447-1456.

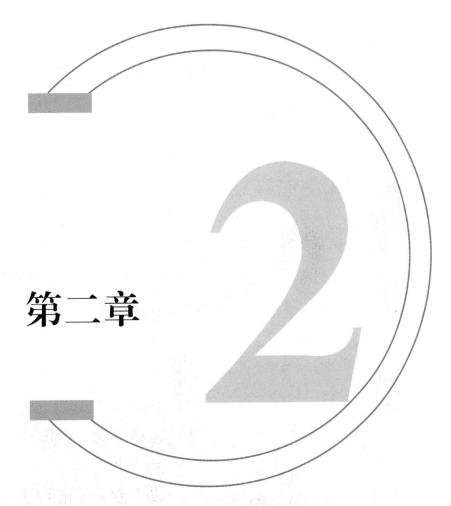

第二章

GDF11 对人脐静脉内皮细胞增殖和迁移的影响

第一节　概　　述

　　本实验首先探究 GDF11 对人脐静脉内皮细胞 Smad 和非 Smad 信号通路的影响，然后研究 GDF11 对人脐静脉内皮细胞增殖和迁移的影响。

　　为确保结果的可靠性，我们利用不同公司的两种 GDF11 作用于人脐静脉内皮细胞，采用蛋白质印迹法检测 GDF11 对 Smad 和非 Smad 信号通路的影响，通过 MTT、细胞增殖试剂盒、活/死细胞染色、细胞划痕实验检测 GDF11 对细胞活力、细胞增殖、细胞迁移和细胞死亡的影响。

　　对于人脐静脉内皮细胞，GDF11 可显著激活 Smad2/3 和 Smad1/5/8 信号通路，GDF11 可增高 NADPH 氧化酶 4（Nox4）蛋白质水平，GDF11 对 p-Akt（Ser473）、p-Akt（Thr308）、Akt、p-p38、p38、p-ERK 和 ERK 信号通路并无显著影响，但可以激活 p-JNK 和 p-AMPK 蛋白水平，激活作用可被抗氧化剂 MitoTEMPO 逆转。GDF11 对人脐静脉内皮细胞活力、增殖和迁移并无显著影响。

一、血管生成

（一）血管生成的概念

血管生成是指新生血管由已经存在的血管发展而形成的生理过程。血管生成在胚胎发生、伤口愈合、糖尿病视网膜病变、肿瘤生长和其他一些疾病中发挥重要作用。血管生成过程包括生理性血管生成过程和病理性血管生成过程。

（二）内皮细胞

1. 内皮细胞的概念

内皮细胞属于一种上皮细胞，位于血管和淋巴管的内表面，为一层简单的薄层鳞状细胞。直接与血液相接触的内皮细胞称为血管内皮细胞，而直接与淋巴液相接触的内皮细胞称为淋巴内皮细胞。

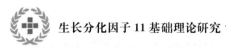

2. 内皮细胞的功能

（1）内皮细胞与屏障保护功能。

内皮细胞可以发挥屏障保护功能。内皮细胞可以作为血管和外周组织的半选择性屏障，控制各种物质的运输及白细胞与血流之间的传输。炎症通过减弱细胞-细胞之间与细胞-基质之间的黏附，增加向心性张力而促进大分子转运，导致细胞间隙形成，进而引起组织水肿。

（2）内皮细胞与血凝块形成。

内皮细胞与血凝块形成有关。正常条件下，内皮提供一个非血栓形成的表面，内皮细胞可以释放抗血小板物质（包括前列环素和一氧化氮（NO）），因此内皮细胞具有抗凝作用和抗血栓形成作用。内皮细胞也可以激活抗凝血酶的重要辅助因子硫酸乙酰肝素，抗凝血酶可以使凝血连锁级联反应中的相关因子失活。

（3）内皮细胞与血管收缩和舒张功能。

内皮细胞对血管收缩和舒张功能的发挥均具有重要作用。内皮细胞可以释放与血管舒张相关的因子，称为内皮源性舒血管因子，包括一氧化氮、前列环素和内皮源性超极化因子。内皮源性舒血管因子激活血管平滑肌的鸟苷酸环化酶，导致环磷酸鸟苷水平增高，进而引起血管舒张反应。同样，内皮细胞也可以释放血管收缩物质，包括内皮素和尾加压素Ⅱ。

内皮素与存在于血管平滑肌的内皮素受体结合,使血管收缩。

(三) 血管生成的机制

1. 血管生成过程

血管生成过程中各种细胞相互作用,多种蛋白肽类和调节因子参与调控。血管生成步骤:首先,蛋白酶分解基膜;其次,激活的化学引诱物和促细胞分裂剂分别诱导内皮细胞迁移和增殖;然后,抑制性信号通路激活、连接复合体形成和基膜重组共同促进小管形成。基膜形成可以启动与血管成熟相关的信号通路。

2. 血管生成反应启动

不管是生理性血管生成过程还是病理性血管生成过程,内皮细胞激活都是血管生成的第一步。各种刺激因素(如缺氧或缺血条件)可以诱导各种细胞因子的释放,其中对于血管生成作用最重要的一个成员为血管内皮生长因子(VEGF)。血管内皮生长因子可以诱导对细胞侵袭和组织重构具有重要意义的蛋白酶和受体表达,还能抑制内皮细胞凋亡。

内皮细胞激活后,基质金属蛋白酶降解基膜,使内皮细胞渗透到机体其余部位。继而释放的酶原在细胞外基质激活，可选择性地降解细胞外基质成分。

3. 内皮细胞的迁移与内皮细胞的增殖

内皮细胞的迁移和增殖是血管生成的必要过程。迁移过程可以由化学性刺激、接触性刺激和机械力定向调节，细胞外基质降解促进细胞迁移过程。血管生成过程中内皮细胞的迁移是这三种定向调节机制的共同结果。

（1）化学性刺激：细胞可以浓度依赖方式向可溶性化学引诱物定向迁移，这些化学因子主要包括 VEGF 和成纤维细胞生长因子-2（fibroblast growth factor-2，FGF-2）。FGF-2 分为 18 kDa 低分子量 FGF-2 和 22~24 kDa 高分子量 FGF-2 两种。血管生成过程中，低分子量 FGF-2 与内皮细胞结合，诱导 FGF 受体水平下调，促进内皮细胞迁移、增殖和增强蛋白活性，调节整合素水平。而高分子量 FGF-2 定位在内皮细胞的细胞核后影响内皮细胞增殖。

（2）接触性刺激：细胞可以浓度依赖方式向固定化配基定向迁移，例如整合蛋白与细胞外基质结合可促进内皮细胞迁移。

（3）机械力：机械力促进内皮细胞定向迁移。

4. 新生血管成熟

内皮细胞与细胞外基质、间叶细胞的相互作用是形成稳定血管系统的前提条件。首先，内皮细胞增殖、成熟，内皮管状结构形成，然后外周血管层募集壁细胞。对于小血管而言，壁细胞为外膜细胞；对大血管而言，壁细胞为平滑肌细胞。内皮细胞通过合成并分泌血小板源性生长因子（platelet-derived growth factor，PDGF）实现上述过程。其次，前体壁细胞通过分化过程形成周细胞和平滑肌细胞，这一过程涉及细胞间的接触与相互作用。在这一过程中，TGF-β 的潜在形式被激活，释放出成熟的 TGF-β 分子。这些成熟的 TGF-β 分子能够诱导成肌纤维细胞和周细胞发生改变，进一步促进血管的形成和细胞外基质的产生，从而维持和调节生长过程。

（四）TGF-β 信号通路与血管功能研究现状

1. TGF-β 信号通路

TGF-β 是进化过程中高度保守的细胞因子超家族成员，TGF-β 通过与 Ⅱ 型和 Ⅰ 型丝氨酸/苏氨酸激酶受体结合发挥作用。在哺乳动物中已经发现有 5 种 Ⅱ 型受体和 7 种 Ⅰ 型受体。TGF-β 与 ALK4、ALK5 和

ALK7 结合，激活 Smad2/3 信号通路；BMP 与 ALK1、ALK2、ALK3 和 ALK6 结合，激活 Smad1/5/8 信号通路。尽管在大多数细胞中，ALK5 作为 TGF-β 的主要 I 型受体，但在内皮细胞中也观察到 TGF-β/ALK1-Smad1/5/8 信号通路。

2. TGF-β 超家族成员与血管生成

TGF-β、TGF-β 受体和下游信号蛋白基因敲除证明 TGF-β 和 BMP 信号通路在内皮细胞分化、血管发生和血管生成中发挥重要作用。将小鼠 TGF-β 基因敲除后，小鼠因为血管系统缺陷在子宫内即死亡。从 ALK5 基因缺陷小鼠分离的内皮细胞的纤连蛋白量较少，内皮细胞迁移减慢，最终体内卵黄囊血管形成异常。在携带 ALK1 突变基因的小鼠中，可观察到明显的血管生成发育缺陷，包括血管平滑肌细胞的发育不良。ALK1 基因敲除的胚胎不能形成分支毛细血管。Smad1 基因缺陷的小鼠不能建立绒毛膜尿囊的循环，Smad5 基因缺陷会造成胚胎卵黄囊血管系统缺陷。

3. TGF-β 与内皮细胞

对于 TGF-β 是否影响内皮细胞增殖仍存在争议，因为现阶段研究显示 TGF-β 对内皮细胞可有两种不同的作用（促进和抑制作用）。低剂量 TGF-β 刺激内皮细胞增殖和迁移，而高剂量 TGF-β 抑制内皮细胞增殖和迁移。内皮细胞种类和培养条件的不同也可以影响内皮细胞的蛋白酶活性和细胞外基质重构。研究结果表明 TGF-β 通过平衡 ALK5 与 ALK1 信号通路调节内皮细胞的状态。ALK1-Smad1/5 信号通路激活可以诱导促血管生成基因（如 Id1、Endoglin、白介素-1（IL-1）、RL1）表达，ALK5-Smad2/3 信号通路通过影响血管成熟特异性基因（如 Connexin 37、βIG-H3）激活不同的信号通路。ALK5 和 ALK1 不仅可以诱导不同的靶基因，还可以相互作用。ALK5 基因敲除小鼠来源的内皮细胞不能激活 TGF-β/ALK1 信号通路，提示 ALK5 信号通路对 ALK1 信号通路的激活是必要的。此外，ALK5-Smad2/3 和 ALK1-Smad1/5 信号通路可能引起完全相反的作用，例如 ALK1 信号通路激活可以拮抗 ALK5 信号通路下游的 Smad 蛋白磷酸化。因此，ALK5-Smad2/3 和 ALK1-Smad1/5 信号通路之间相互作用，共同调节细胞功能并维持着细胞稳态。

4. TGF-β1 与 Nox4

有文献报道，TGF-β1 可以上调内皮细胞 Nox4 表达水平，促进血管生成。在体内实验中，将 Nox4 基因敲除后，用 TGF-β1 处理皮下海绵组织时，TGF-β1 对血管生成的促进作用显著减弱。对于 TGF-β1 诱导内皮细胞 Nox4 表达和促进血管生成的机制仍处于研究阶段。已有研究显示，Nox4 来源的活性氧（reactive oxygen species，ROS）可以通过使蛋白酪氨酸磷酸酶 1B（PTP1B）失活，激活转录因子缺氧诱导因子 1α（hypoxia inducible factor 1α，HIF-1α）和核转录因子红系 2 相关因子 2 （Nrf2），上调内皮型一氧化氮合酶（eNOS）表达水平，调节细胞内多条信号通路。Nox4 来源的活性氧信号通路参与血管生成的多个过程（包括内皮细胞增殖、迁移和小管形成），Nox4 基因敲除的内皮细胞中上述作用消失。实验条件不同时，TGF-β1 诱导的 Nox4 可能产生不同的作用。细胞类型不同时，ROS 浓度不同，ROS 对细胞存活、细胞增殖、细胞肥大或细胞分化的影响也不同。在上皮细胞和肝脏细胞中，TGF-β1 通过 Nox4 信号通路诱导细胞凋亡；而在成纤维细胞中，TGF-β1 通过 Nox4 信号通路诱导细胞增殖。

（五）Nox4 与血管功能

Nox4 是 NADPH 氧化酶家族 7 种异构体之一。Nox4 位于质膜和细胞内，受血管活性兴奋剂（血管紧张素 Ⅱ）、物理因素（切应力和血流）、化学性变化（缺氧）和 microRNA-25 等因素影响。Nox4 存在广泛，在多个组织、系统（如血管系统）表达，也存在于多种细胞中，包括内皮细胞、平滑肌细胞、血管外膜成纤维细胞和脂肪细胞。Nox4 不仅参与心血管系统生理功能（例如细胞生长和分化）的发挥过程，而且参与心血管系统病理过程。Nox4 可以产生超氧阴离子（superoxide anion，O_2^{2-}）和过氧化氢（H_2O_2），进而激活下游信号通路，加重血管损伤或促进血管恢复。Nox4 对血管具有双重作用，一方面，Nox4 产生

的 O_2^{2-} 通过 MAPK 激活压力相关的信号通路，激活促炎和有丝分裂相关转录因子，使胞内自由钙离子累积，NO 生物活性下降，进而导致血管炎症、血管重构、内皮功能失调。另一方面，Nox4 产生的 H_2O_2 可以激活 Akt 和 AMPK 激酶，这两种激酶对 eNOS 表达水平的调节发挥着重要作用；H_2O_2 还可以促进血管舒张。

（六）H_2O_2 与血管功能

来自黄嘌呤氧化酶或葡萄糖氧化酶的 H_2O_2 可以刺激内皮细胞生长。腺病毒过表达过氧化氢酶或胞质型谷胱甘肽过氧化物酶可以清除 H_2O_2，抑制内皮细胞增殖，提示 H_2O_2 在生长信号通路发挥作用。有丝分裂刺激物如 VEGF 激活血管 NADPH 氧化酶形成 O_2^{2-} 进而产生 H_2O_2。H_2O_2 反过来激活 p38 MAPK、ERK1/2 和参与细胞生长信号通路的转录因子。同时，H_2O_2 正反馈上调 VEGF 表达水平。另外，产生的 H_2O_2 超过 200 $\mu mol/L$ 时叮诱导内皮细胞凋亡。运铁蛋白受体依赖的胞内铁离子、线粒体 Fas 分子、JNK 信号通路都参与上述反应。

H_2O_2 可以调节内皮细胞骨架和细胞屏障功能。肌球蛋白轻链激酶（MLCK）或热休克蛋白 27（HSP27）信号通路参与 H_2O_2 诱导的肌动蛋白细胞骨架重组，从而调节屏障功能。蛋白激酶 C、蛋白激酶 A 等信号通路和 Ca^{2+} 参与 H_2O_2 诱导的内皮功能失调过程。

此外，H_2O_2 还促进内皮细胞炎症反应。H_2O_2 通过激活对氧化还原反应敏感的转录因子，如 NF-κB，以及响应胞外刺激物如 TNF-α、缺氧和血管紧张素 Ⅱ，诱导炎症相关蛋白的表达。这些蛋白质包括血管细胞黏附因子（VCAM）、细胞间黏附分子和单核细胞趋化蛋白-1。

（七）eNOS 与血管功能

NO 为内皮源性舒血管因子，为一种自由基，可以影响不同的生物过程，如抗氧化，促进血纤维蛋白溶解，抑制白细胞黏附和迁移，抑制血管平滑肌细胞迁移和增殖，抑制血小板聚集和黏附。一氧化氮合酶（NOS）有不同的异构体，包括 eNOS、神经元型一氧化氮合酶（nNOS）、诱生型一氧化氮合酶（iNOS）。主要在血管内皮表达的 NOS 异构体为 eNOS，定位在内皮小窝，可以调节血管活性和动脉粥样硬化过程。每个 eNOS 亚基有两个结构区，即氧化区和还原区。氧化区和还原区的连接处为钙调蛋白（CaM）结合的区域。当结合两分子 CaM 时，eNOS 被激活，在 L-精氨酸生理浓度下，电子由 NADPH 转移到黄素腺嘌呤二核苷酸（FAD），生成还原型黄素腺嘌呤二核苷酸（FADH2），后者与黄素单核苷酸发生歧化反应，生成两个半醌型自由基，使电子转移到血红素铁，然后生成中间体对羟基 L-精氨酸，最终形成 NO 和 L-瓜氨酸。四氢生物蝶呤（BH4）或 L-精氨酸缺乏或浓度不足时，电子不再转移到 L-精氨酸，而是提供给 O_2，生成 O_2^{2-}。

多种心血管危险因素可以导致内皮功能失调。例如，NADPH 氧化酶和 eNOS 水平上调，可与过氧亚硝基阴离子（$ONOO^-$）快速结合，氧化 BH4，破坏 eNOS 锌-巯基螯合簇。eNOS 解偶联，功能性 NOS 可以转变为功能失调性 O^{2-}，进而导致心血管疾病。在体内外心血管疾病动物模型及心血管疾病患者中均观察到 eNOS 从一种保护性酶转变为氧化应激供体，补充 BH4 可以纠正动物模型及患者的 eNOS 功能失调。

（八）MAPK 与血管功能

MAPK 是一组细胞内广泛分布的丝氨酸/苏氨酸/酪氨酸蛋白激酶。MAPK 在接受各种刺激（包括丝裂原、促炎症细胞因子、热休克和渗透压力等）后介导一系列胞内反应，参与细胞增殖、分化和凋亡等。目前，在哺乳动物细胞中，MAPK 主要有三种类型，包括 ERK、JNK、p38 蛋白激酶。MAPK 信号通路与血管生成密切相关。

已有文献指出，将 Mek1 基因敲除后，小鼠血管生成能力缺失。另有报道显示，ERK-MAPK 信号通路在内皮细胞增殖中起重要作用，并通过促进内皮细胞迁移发挥其在血管生成中的作用。

对于 JNK 信号通路是否影响血管生成还存在争议，一些研究人员认为 JNK 既可以促进血管生成，也可以抑制血管生长。大部分研究人员认为 JNK 可作为内皮细胞增殖、迁移和蛋白质分解的激活因子，促进血管生成。用 VEGF、环氧二十碳三烯酸、IL-18 等处理血管内皮细胞后，可激活 JNK 激酶信号通路，从而诱导血管生成。

现有研究显示 p38 信号通路对血管生成发挥负性调节作用。p38 MAPK 可以负性调节 VEGF 和 FGF-2 诱导的内皮细胞存活、增殖和分化。但用 p38 MAPK 特异性抑制剂 SB220025 处理炎症性血管生成模型后发现，SB220025 可以有效减少炎症因子产生，抑制血管生成。

（九）Akt 与血管功能

Akt 也称为蛋白激酶 B，为丝氨酸/苏氨酸特异性蛋白激酶，对细胞多个过程发挥作用，包括糖代谢和细胞增殖、迁移、凋亡等。PI3K/Akt 信号通路共同调节细胞增殖、分化等。在静息细胞中，Akt 存在于细胞质中，两个磷酸化调节位点（苏氨酸 308 和丝氨酸 473）均处于非磷酸化状态。VEGF、血管紧张素Ⅰ、剪切应力等激活 PI3K/Akt 信号通路，使下游 eNOS 磷酸化水平增高，促进 NO 产生，抑制凋亡相关蛋白 Caspase-9 生成，促进内皮细胞存活、迁移和小管形成，抑制细胞凋亡，维持心血管稳态和促进血管生成。

（十）AMPK 与血管功能

AMPK 是维持细胞能量稳态的重要激酶，由具有催化作用的 α 亚基和具有调节作用的 β、γ 亚基组成。AMPK 在生物体内分布广泛，可见于肝脏、脑、骨骼肌等。AMPK 激活可以刺激肝脏脂肪酸氧化，抑制胆固醇合成、脂肪分解、甘油三酯合成等。AMPK 对血管生成具有正性调节作用，体外实验证明，在缺血应激条件下，AMPK 激活剂脂联素通过激活内皮细胞的 AMPK 信号通路促进血管生成。此外，在内皮细胞和心肌细胞内，AMPK 能在 eNOS 残基丝氨酸 1177 位点使 eNOS 磷酸化激活。

二、衰老

（一）衰老的概念

衰老分为细胞衰老和机体衰老，细胞衰老为机体衰老的基础。

（二）衰老的生理机制研究进展

1. 衰老的生理机制总论

细胞衰老是一种压力应激反应，导致细胞周期终止，使细胞形态和功能发生改变，细胞稳态被破坏。Hayflick 和 Moorhead 在研究人类原代成纤维细胞增殖能力时首次描述了衰老。细胞的复制后老化，通常被称为复制性衰老或内源性衰老，是细胞经历多次分裂后所经历的自然衰老过程。对人类细胞而言，复制性衰老主要是由于端粒逐渐缩短，最终导致端粒功能失调。多种压力刺激，如细胞内氧化应激或持续有丝分裂刺激，能够诱导细胞快速进入衰老状态，这种现象被称为压力诱导的成熟前衰老。这种衰老过程并不依赖于细胞增殖的延长或端粒的破坏。大量研究工作显示，p53、p16 和 RB 是衰老过程的最终效应器。

2. 血管衰老机制的研究进展

血管细胞在体外培养时寿命有限，最终进入不可逆的生长停滞期（称为细胞衰老）。人类动脉粥样硬化损伤区存在衰老的血管细胞，而在非动脉粥样硬化损伤区不存在。血管衰老的机制包括端粒假设机制和端粒非依赖性机制。

（1）端粒假设机制：随着细胞生长，单链端粒缩短，导致端粒蛋白脱离。端粒功能失调影响亚端粒区域基因表达，最终导致细胞衰老。此外，端粒缩短或端粒酶异常都可以影响血管细胞衰老过程，进而导致血管功能失调。

（2）端粒非依赖性机制：除了经典的端粒假设机制外，Ras、p53、p16 和 MAPK 信号通路均参与血管细胞衰老过程。Ras 激活可以引发血管细胞早衰，伴随有 p53 和 p16 累积。p53/p21 和 p16/RB 信号通路可以调控细胞衰老过程。激活 ERK 对于 Ras 诱导的衰老发生非常重要。Ras 通过激活 ERK 和 p38 MAPK 信号通路促进细胞早衰。

总之，尽管衰老的机制仍在研究中，但越来越多的证据显示细胞衰老存在于动脉粥样硬化、年龄相关疾病和退行性疾病的发病过程中。因此，探究衰老的机制具有重要的意义。

第二节 实 验 研 究

一、实验材料

实验设备见表 2-1，主要试剂见表 2-2。人脐静脉内皮细胞由上海拜力生物科技有限公司提供。

表 2-1 实验设备

实验设备名称	生 产 公 司
Western 系统（湿转）	美国 Bio-Rad 公司
二氧化碳培养箱	美国 Thermo 公司
倒置显微镜	日本奥林巴斯公司
水浴恒温振荡箱	美国精骐有限公司
台式低速冷冻离心机	长沙英泰仪器有限公司

续表

实验设备名称	生 产 公 司
双色红外激光成像系统	美国 LI-COR 公司
实时定量 PCR	美国 Bio-Rad 公司
酶标仪	美国伯腾仪器有限公司
分析天平	德国赛多利斯公司
基因扩增仪	美国应用生物系统公司
超声波破碎仪	美国 Sonics 公司
通风橱	山东博科生物产业有限公司

表 2-2　主要试剂

试 剂 名 称	生 产 公 司
DMEM 低糖培养液	Hyclone
DMEM 高糖培养液	Hyclone
FBS	Biological Industries
重组人源 GDF11	PeproTech
重组人源/小鼠源/大鼠源 GDF11	R&D Systems
TGF-β1	PeproTech

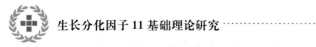

续表

试 剂 名 称	生 产 公 司
Smad 特异性抑制剂 SIS3	Santa Cruz Biotechnology
Nox4 抗体	Santa Cruz Biotechnology
Smad1/5/8 抗体	Santa Cruz Biotechnology
p-eNOS 抗体	Cell Signaling Technology
eNOS 抗体	Cell Signaling Technology
p-Smad1/5/8 抗体	Cell Signaling Technology
p-Smad3 抗体	Cell Signaling Technology
Smad3 抗体	Cell Signaling Technology
p-Smad2 抗体	Cell Signaling Technology
Smad2 抗体	Cell Signaling Technology
Smad2/3 抗体	Cell Signaling Technology
p-Akt（Ser473）抗体	Cell Signaling Technology
p-Akt（Thr308）抗体	Cell Signaling Technology
Akt 抗体	Cell Signaling Technology
p-p38 抗体	Cell Signaling Technology
p38 抗体	Cell Signaling Technology

续表

试 剂 名 称	生 产 公 司
p-JNK 抗体	Cell Signaling Technology
JNK 抗体	Cell Signaling Technology
p-ERK1/2 抗体	Cell Signaling Technology
ERK1/2 抗体	Cell Signaling Technology
p-AMPKα 抗体	Cell Signaling Technology
AMPKα 抗体	Cell Signaling Technology
β-肌动蛋白抗体	ZSGB-BIO
MitoTEMPO 抗体	Sigma-Aldrich
叔丁基过氧化氢	Sigma-Aldrich
CFSE 细胞增殖试剂盒	上海碧云天生物技术股份有限公司
LIVE/DEAD 细胞活力和细胞毒性试剂盒	Invitrogen
噻唑蓝（MTT）粉末	Amresco

药品及试剂配制要求如下。

（1）GDF11 溶液配制：用 200 μL ddH$_2$O 溶解 100 μg 冻干粉末，用移液器轻轻吹打混合均匀后，再加入 1800 μL 含 5% 海藻糖的磷酸盐缓冲液（PBS），制成储备液（浓度为 50 μg/mL），分装后用封口膜封存。加药时取 4 μL 加入 4 mL 培养液，终浓度为 50 ng/mL。

（2）TGF-β1 溶液的配制：精确称取 21.014 mg 柠檬酸，溶解于 10 mL ddH$_2$O，用移液器吹打混合均匀后，经 0.22 μm 的微孔滤膜过滤，配制成 10 mmol/L 柠檬酸溶液。精确称取 1.5 mg 牛血清白蛋白（BSA），溶解于 1500 μL 含 5% 海藻糖的 PBS 中，用移液器混合均匀后，经 0.22 μm 的微孔滤膜过滤，配制成 0.1% BSA 溶液。取 10 μL 10 mmol/L 柠檬酸溶解 2 μg TGF-β1 冻干粉末，混合均匀后，再加入 990 μL 0.1% BSA 溶液，配制成浓度为 2 μg/mL 的储备液，分装后用封口膜封存。加药时取 5 μL 加入 100 μL 培养液，终浓度为 100 ng/mL。

（3）MitoTEMPO 溶液配制：用 2.5 mL ddH$_2$O 溶解 25 mg MitoTEMPO，配制成 10 mg/mL 储备液。再用 998.725 μL ddH$_2$O 稀释 1.275 μL 上述储备液，配制成 100 μg/mL 工作液。加药时取 4 μL 加入 4 mL 培养液，终浓度为 100 ng/mL。

（4）SIS3 溶液配制：用 55.12 μL 二甲基亚砜（DMSO）溶解 1 mg SIS3，用移液器充分吹打混匀，配制成 40 mmol/L 储备液。用 7 μL DMSO 稀释 1 μL 40 mmol/L 储备液，配制成 5 mmol/L 工作液。加药时取 4 μL 工作液加入 4 mL 培养液，终浓度为 5 μmol/L。

（5）MTT 溶液配制：精密称取 MTT 粉末 250 mg，溶解于 50 mL PBS 中，经 0.22 μm 微孔滤膜过滤，储备液浓度为 5 mg/mL，分装后避光保存于 −20 ℃。使用时，用无血清培养液与 5 mg/mL MTT 储备液按照 9 : 1 比例稀释，终浓度为 0.5 mg/mL。

（6）细胞增殖示踪荧光探针（CFDA SE）溶液配制：用 1.79 mL DMSO 溶解 5 mg CFDA SE 粉末，配制成 5 mmol/L 储存液，于 −20 ℃ 避光保存。使用时，用无血清 DMEM 培养液稀释，获得 5 μmol/L 的工作液，以备后续使用。

二、实验方法

（一）细胞系培养

1. 细胞复苏

从液氮罐中取出含有人脐静脉内皮细胞的冻存管，放于 37 ℃ 水浴恒温振荡箱迅速融化，将冻存液转移到 10 mL 含有 10％血清的 DMEM 培养液中，800 r/min 离心 5 min。弃去上清液，用 4 mL 含有 10％血清的 DMEM 培养液重悬细胞沉淀，将重悬的细胞培养液转移到细胞培养瓶，放于 5％CO_2、37 ℃ 细胞孵育箱培养，每 12 h 更换 1 次培养液。

2. 细胞传代

观察细胞形态，待细胞生长密度达到 90％时，用 0.25％胰蛋白酶消化细胞，细胞逐渐分散变小，将胰蛋白酶弃去，加入含有 10％血清的 DMEM 培养液，用移液器吹散细胞，将细胞悬液均匀地分配到不同的细胞培养瓶中。

3. 细胞冻存

选取生长状态良好、细胞融合度大致为 90％的细胞冻存，加入 1 mL 胰蛋白酶，待细胞逐渐分散变小，将胰蛋白酶弃去，加入含有 10％血清的 DMEM 培养液，用移液器吹散细胞，将细胞悬液转移到离心管中，800 r/min 离心 5 min。弃去上清液，用 1 mL 冻存液（DMSO：FBS＝1：9）重悬细胞沉淀，转移到冻存管。冻存管经 4 ℃、20 min，−20 ℃、1.5 h，−80 ℃过夜逐渐降温冻存，最后转移到液氮罐中。

（二）细胞蛋白提取

准备细胞裂解液，将 RIPA 裂解液、PBS、蛋白酶缓冲液以 100：

10∶1 的比例混合均匀后加入细胞培养瓶中，用刮刀刮取细胞后转移到 1.5 mL EP 管中，使用超声波破碎仪 10 s，间隔 5 min，重复 2 次；涡旋振荡 10 s，间隔 5 min，重复 2 次，离心 15 min（13500 r/min），将离心后的上清液转移到新的 0.5 mL EP 管中。

（三）细胞蛋白浓度测定及样品变性处理

配制 BCA 工作液，将 BCA（A）工作液与 BCA（B）工作液以 50∶1 的比例混合均匀，将 BCA 工作液、PBS、蛋白质以 200∶19∶1 的比例加入 96 孔板中，37 ℃孵育 25 min，用酶标仪检测 562 nm 处的吸光度，根据标准曲线，将吸光度换算为细胞浓度，根据上样量将细胞上清液、RIPA 裂解液、SDS 上样缓冲液按照一定比例混合，100 ℃变性 5 min，然后将样品保存于−80 ℃。

（四）蛋白质印迹法检测蛋白质表达

根据分子量配制含有不同浓度分离胶的丙烯酰胺凝胶和相应的电泳液和转膜液。准备电泳槽，安装胶板，加入电泳液。将处理完毕的蛋白质样品加入加样孔，样品两侧加入标记物，按照"红对红，黑对黑"原则安装电极，开始电泳。先将电压设定为 70 V 恒压，电泳至不同分子量的标记物分离，然后将电压设定为 120 V 恒压，电泳，溴酚蓝到达丙烯酰胺凝胶的底端附近即可停止，或者可以根据预染蛋白质分子量标准品的电泳情况，预计目的蛋白已经适当分离后即可停止电泳。将剪好的滤纸和硝酸纤维素膜（NC 膜）在转膜液中浸泡几分钟，制作"三明治"，夹板黑色（负极）的一面朝向桌子，分别放置海绵、滤纸、胶、NC 膜，将安装好的转印三明治夹子放在转膜槽中，恒流 300 mA，根据分子量确定转印时间，转印结束后，取出 NC 膜，用 PBS 轻轻漂洗 5 min，放入 5% 脱脂奶粉中，室温封闭 1 h。将封闭后的 NC 膜用 PBS 轻轻漂洗 5 min，根据目的蛋白确定一抗的种类，放在 4 ℃ 摇床孵育过夜。一抗孵育完毕后，用 Tris-Buffered Saline 和 Tween-20（TBST）清洗 4 次，每次 5 min。按照 1∶10000 的比例室温避光孵育荧光二抗 45 min，再用 TBST 清洗 4 次，每次 5 min，最后用 Odyssey Clx 近红外双色激光成像系统进行成像及结果分析。

（五）MTT 法检测细胞活力

将人脐静脉内皮细胞以 5000 个/孔的密度接种于 96 孔板中，贴壁过夜，用药物处理相应时间后，弃去培养液，每孔加入 100 μL MTT 溶液（将无血清培养液与 5 mg/mL MTT 储备液按照 9∶1 比例稀释，终浓度为 0.5 mg/mL）。活细胞线粒体中的琥珀酸脱氢酶能将外源性 MTT 还原为不溶于水的蓝紫色结晶甲瓒并沉积在细胞中，而死细胞无此功能。加入 MTT 溶液后 37 ℃孵育 4 h，弃去全部液体，每孔加入 200 μL DMSO，充分溶解细胞中的甲瓒，用酶标仪在 570 nm 波长处测定其吸光度（OD）。在一定细胞数范围内，OD 越大，说明细胞活性越强。

（六）细胞划痕实验

通过细胞划痕实验可以验证细胞的迁移能力。选取生长状态良好、细胞融合度大致为 90% 的人脐静脉内皮细胞，用胰蛋白酶消化细胞后，用含有 10% FBS 的 DMEM 培养液终止消化。将处理后的细胞均匀铺在 6 孔板中，待细胞融合度达到 90%～100% 时，用吸液器黄色吸头沿着直尺均匀地在细胞层上划痕，然后用 PBS 轻轻冲洗 2 次以去除脱落的细胞。划痕后用 40 倍显微镜，分别于 0 h、6 h、12 h、24 h 在相同位置拍照以监测划痕图像，最后利用 Image J 软件测量划痕宽度。

（七）细胞增殖实验

采用 CFDA SE 法检测细胞增殖。CFDA SE 可以通过细胞膜，其进入细胞后可以被细胞内的酯酶催化分解成羧基荧光素二醋酸盐琥珀酰亚胺酯（CFSE），CFSE 可以偶发性地并不可逆地和细胞内蛋白质的赖氨酸残基或其他氨基发生结合反应，并标记这些蛋白质。在加入 CFDA SE 后大约 24 h，即可充分标记细胞。被 CFDA SE 标记的非分裂细胞的荧光非常稳定，可达数月。选取生长状态良好、细胞融合度大致为 90% 的细胞，用胰蛋白酶消化后再加入含有 10%FBS 的 DMEM 培养液，重悬细胞后立即加入等体积 CFDA SE（5 μmol/L）液体，37 ℃、5%CO$_2$ 孵育 10 min。用 40% 的预冷 FBS 终止染色，孵育 10 min，重悬细胞后离心 5 min（1000 r/min）。离心后弃去上清液，用 PBS 重悬冲洗 2 次，用含有 10%FBS 的 DMEM 培养液重悬内皮细胞，转移到细胞培养瓶，37 ℃、5%CO$_2$培养过夜。按照实验要求加入相应药物处理后，重新收集细胞并用 PBS 重悬、清洗细胞 2 次，将样品用 200 目滤器过滤后用流式细胞仪分析（激发光波长 492 nm，发射光波长 517 nm）。细胞增殖水平与荧光强度呈负相关。

（八）细胞染色

LIVE/DEAD 细胞活力和细胞毒性试剂盒为双色荧光细胞活力检测工具。该试剂盒使用两种不同的探针同时测定活/死细胞内的酯酶活性和质膜完整性以评估细胞活力。这两种探针分别为钙黄绿素 AM

（Calcein AM）和双嵌入剂溴乙啡锭二聚体 1（ethidium homodimer，EthD-1）。选取生长状态良好、细胞融合度大致为 90％的细胞，用胰蛋白酶消化后再加入含有 10％FBS 的 DMEM 培养液，重新铺板到 6 孔板中，细胞密度大约为 $3.75 \times 10^4/mL$。细胞贴壁过夜后，加入相应浓度的药物处理规定时间后，弃去原培养液，用 PBS 轻轻冲洗 2 次，根据说明书要求，用 PBS 稀释染色液，使最终 A 液 Calcein AM 浓度为 2 $\mu mol/L$，B 液 EthD-1 浓度为 4 $\mu mol/L$。用移液器混合均匀，每孔加入 1 mL 染色液，37 ℃、5％CO_2孵育 15 min，使用荧光显微镜在 450～500 nm 的激发光波长下，检测并记录 515～565 nm 范围内的荧光强度，并拍照记录，应用 Image-Pro Plus 软件分析。

（九）数据分析

实验结果均用平均值±标准误表示。组内两两比较，用双侧 t 检验进行分析，多样本组间比较采用单因素方差分析。$P < 0.05$ 定为有统计学意义。

三、实验结果

（一）GDF11 对人脐静脉内皮细胞 Smad1/5/8 和 Smad2/3 信号通路的影响

1. GDF11 对人脐静脉内皮细胞 Smad1/5/8 信号通路的影响

大多数对于 GDF11 的研究集中在 Smad2/3 信号通路，而对于 Smad1/5/8 信号通路仅有少量文章报道。该研究用不同浓度 GDF11 处理雏鸡胚胎的腹侧神经板，结果显示低浓度的 GDF11 可以抑制 Smad1/5/8 蛋白磷酸化，而高浓度 GDF11 可以诱导 Smad1/5/8 蛋白磷酸化。BMP 家族成员通常激活 Smad1/5/8 信号通路，且 Smad1/5/8 信号通路对于内皮细胞增殖、迁移和血管生成具有重要作用，本研究用 GDF11（50 ng/mL）按照时间梯度 0 h、0.25 h、1 h、6 h、24 h、48 h 处理人脐静脉内皮细胞后，检测 p-Smad1/5/8 和 Smad1/5/8 水平，实验结果见图 2-1，在 GDF11 的作用下，Smad1/5/8 信号通路在药物处理后的 0.25 h 内被激活。然而，随着时间的推移，这种激活强度逐渐减弱，直至药物处理完 24 h 后，Smad1/5/8 信号通路不再被 GDF11 所激活。

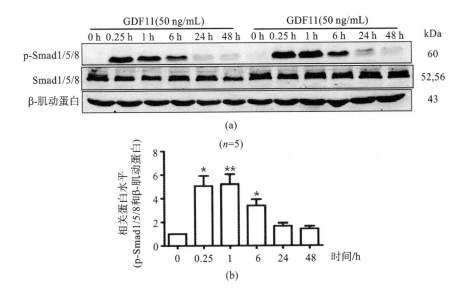

图 2-1　GDF11 可以激活人脐静脉内皮细胞 Smad1/5/8 信号通路

（a）使用 GDF11 按照时间梯度 0 h、0.25 h、1 h、6 h、24 h、48 h 处理人脐静脉内皮细胞后，检测 p-Smad1/5/8 和 Smad1/5/8 水平。（b）统计图，$*P<0.05$ vs. CTL（0 h），$**P<0.01$ vs. CTL（0 h），$n=5$。CTL，对照组。

2. GDF11 对人脐静脉内皮细胞 Smad2/3 信号通路的影响

GDF11 作为 TGF-β 超家族成员，具有 TGF-β 家族的共同功能，即可以激活 Smad2/3 信号通路。本研究用 GDF11（50 ng/mL）按照时间梯度 0 h、0.25 h、1 h、6 h、24 h、48 h 处理人脐静脉内皮细胞后，检测 p-Smad2、p-Smad3 及 Smad2/3 水平。如图 2-2 所示，GDF11 也可以

激活 Smad2/3 信号通路，其可在药物处理 48 h 内持续激活 Smad2/3 信号通路。

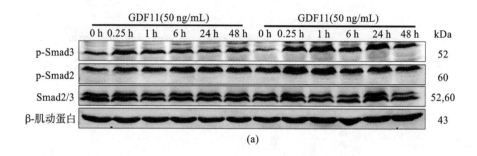
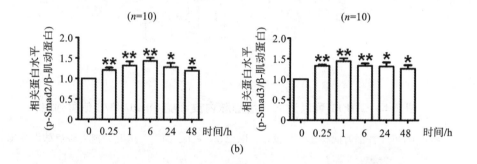

图 2-2 GDF11 可以激活人脐静脉内皮细胞 Smad2/3 信号通路

（a）GDF11 按照时间梯度 0 h、0.25 h、1 h、6 h、24 h、48 h 处理人脐静脉内皮细胞后，检测 p-Smad2、p-Smad3 和 Smad2/3 水平。 （b）统计图，$*P<0.05$ vs. CTL（0 h），$**P<0.01$ vs. CTL（0 h），$n=10$。

（二）GDF11 增加人脐静脉内皮细胞 Nox4 表达

有文献报道，激活 Smad2/3 信号通路可以使内皮细胞、成纤维细胞、人肺动脉平滑肌细胞和乳腺癌细胞 Nox4 表达增加，且（Smad2/3）/ Nox4/H_2O_2 信号通路可以参与内皮细胞增殖和迁移过程。因此，我们需要检验 GDF11 对人脐静脉内皮细胞 Nox4 表达的影响。用 GDF11（50 ng/mL）处理人脐静脉内皮细胞 24 h 和 48 h 后可以使 Nox4 水平增高（图 2-3）。据文献报道，Nox4 能诱导 H_2O_2 和 O_2^{2-} 产生，这提示 GDF11 具有 ROS 相关功能。

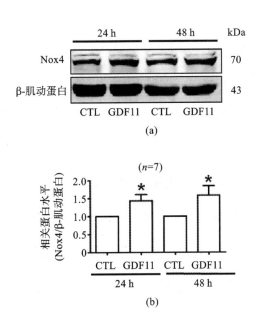

图 2-3 GDF11 激活 Nox4 表达水平

（a）用 GDF11（50 ng/mL）处理人脐静脉内皮细胞 24 h 和 48 h 后，Nox4 表达水平增高。（b）统计图。＊$P<0.05$ vs. CTL，$n=7$。

（三）GDF11 对人脐静脉内皮细胞 MAPK、Akt 和 AMPK 信号通路的影响

1. GDF11 对人脐静脉内皮细胞 MAPK 信号通路的影响

除了经典的 Smad 信号通路，非 Smad 信号通路也可以参与 BMP 和 TGF-β 超家族成员的生物学功能的发挥过程，因此我们检查 GDF11 对人脐静脉内皮细胞 MAPK 信号通路的影响。用 GDF11（50 ng/mL）按照时间梯度 0 h、0.25 h、1 h、6 h、24 h、48 h 处理人脐静脉内皮细胞，均未能对 p38、p-p38、ERK 和 p-ERK 蛋白表达产生显著影响（图 2-4（a）（b）），但在药物处理 24 h 和 48 h 时，p-JNK 蛋白表达增加（图 2-4（c））。抗氧化剂 MitoTEMPO 可以抑制 GDF11 诱导的 p-JNK蛋白在 48 h 激活，这提示 GDF11 诱导的 JNK 蛋白激活依赖 ROS（图 2-4（d））。

2. GDF11 对人脐静脉内皮细胞 Akt 信号通路的影响

Akt 可以影响细胞多个过程，包括糖代谢和细胞存活，且 Akt 通过激活 p-eNOS（Ser1177）蛋白调节内皮细胞产生 NO。我们检查 GDF11

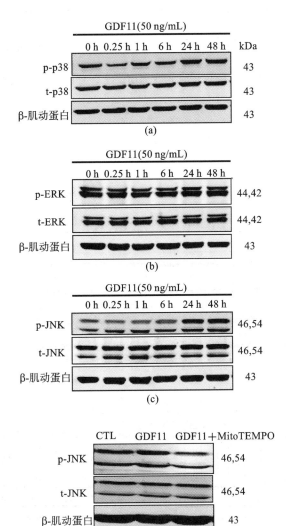

图 2-4 GDF11 对人脐静脉内皮细胞 MAPK 信号通路的影响

（a）（b）GDF11 对人脐静脉内皮细胞 p38 和 ERK 蛋白表达水平无显著影响。
$n=10$。（c）GDF11 可以在 24 h 和 48 h 增加人脐静脉内皮细胞 p-JNK 蛋白表
达。$n=8$。（d）MitoTEMPO 可以抑制 GDF11 诱导的人脐静脉内皮细胞 JNK
蛋白激活。人脐静脉内皮细胞用 MitoTEMPO（25 nmol/L）预处理 1 h 后，再
给予 GDF11（50 ng/mL）。$n=12$。

对人脐静脉内皮细胞 Akt 信号通路的影响时，用 GDF11（50 ng/mL）按照时间梯度 0 h、0.25 h、1 h、6 h、24 h、48 h 处理人脐静脉内皮细胞，发现均未能对 p-Akt（Ser473）、p-Akt（Thr308）和 Akt 表达产生显著影响（图 2-5）。

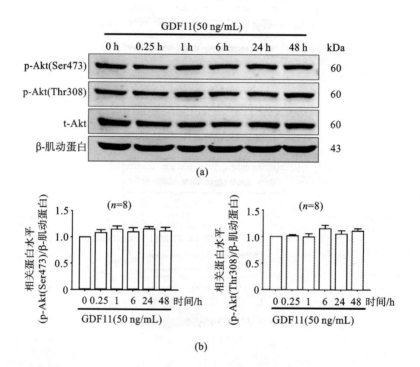

图 2-5 GDF11 对人脐静脉内皮细胞 Akt 信号通路无显著影响

（a）GDF11 处理人脐静脉内皮细胞后，GDF11 对 p-Akt（Ser473）和 p-Akt（Thr308）水平无显著影响。（b）统计图，$n=8$。

3. GDF11 对人脐静脉内皮细胞 AMPK 信号通路的影响

人脐静脉内皮细胞可稳定表达 5′-磷酸腺苷激酶的蛋白激酶（AMPK），AMPK 信号通路在人脐静脉内皮细胞发挥重要作用。有文献报道 AMPK 信号通路在缺氧条件下可以通过影响人脐静脉内皮细胞迁移而对血管生成发挥调节作用，且在 Ca^{2+}-钙调蛋白（Ca^{2+}-calmodulin，CaM）存在条件下，AMPK 可以激活 p-eNOS（Ser1177）。我们检查 GDF11 对人脐静脉内皮细胞 AMPK 信号通路的影响时，用 GDF11（50 ng/mL）按照时间梯度 0 h、0.25 h、1 h、6 h、24 h、48 h 处理人脐静脉内皮细胞，实验结果显示 GDF11（50 ng/mL）处理细胞 48 h 后可以激活 AMPK，而 MitoTEMPO（25 nmol/L）可以逆转 GDF11 诱导的 AMPK 激活，这提示 GDF11 诱导的 AMPK 激活具有 ROS 依赖性（图 2-6）。

（四）GDF11 对人脐静脉内皮细胞活力、细胞增殖和细胞迁移的影响

1. 叔丁基过氧化氢对人脐静脉内皮细胞活力的影响

据文献报道，低剂量 H_2O_2 促进内皮细胞生长，高剂量 H_2O_2 诱导细

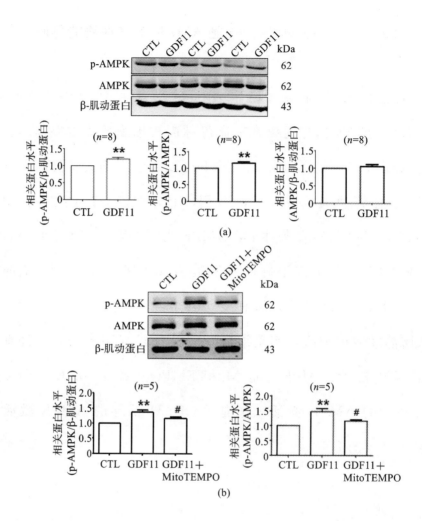

图 2-6   MitoTEMPO 可以抑制 GDF11 诱导的 AMPK 激活

（a）用 GDF11（50 ng/mL）处理人脐静脉内皮细胞 48 h 后，可以增高 p-AMPK 蛋白水平。＊＊P＜0.01 vs. CTL，n＝8。（b）在人脐静脉内皮细胞中，MitoTEMPO 可以抑制 GDF11 诱导的 AMPK 激活。用 MitoTEMPO（25 nmol/L）预处理细胞 1 h 后，再给予 GDF11（50 ng/mL）。＊＊P＜0.01 vs. CTL，♯P＜0.05 vs. GDF11 处理组，n＝5。

胞凋亡。由于叔丁基过氧化氢是 H_2O_2 的衍生物，可以诱导自由基生成，因此我们采用叔丁基过氧化氢观察其对人脐静脉内皮细胞活力的影响。用不同浓度的叔丁基过氧化氢（0 μmol/L、100 μmol/L、200 μmol/L、300 μmol/L、400 μmol/L、500 μmol/L、600 μmol/L 和 700 μmol/L）处理人脐静脉内皮细胞 6 h 后，结果显示叔丁基过氧化氢对细胞活力的影响与叔丁基过氧化氢浓度有关。在浓度为 200～300 μmol/L 时，叔丁基过氧化氢可以增加细胞活力，而在浓度为 500～700 μmol/L 时，叔丁基过氧化氢可以降低细胞活力（图 2-7）。

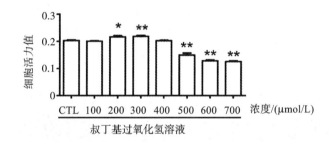

图 2-7　叔丁基过氧化氢对人脐静脉内皮细胞活力的影响

用叔丁基过氧化氢以浓度梯度处理细胞 6 h 后，在浓度为 200～300 μmol/L 时可以增加细胞活力，在浓度为 500～700 μmol/L 时可以降低细胞活力。* $P<0.05$ vs. CTL，* * $P<0.01$ vs. CTL，细胞活力值为相对于 CTL 的数值。

2. GDF11 对人脐静脉内皮细胞活力的影响

我们检查 GDF11 对人脐静脉内皮细胞活力的影响，用 GDF11（50 ng/mL 和 100 ng/mL）处理人脐静脉内皮细胞 6 h、24 h、48 h、72 h、96 h。如图 2-8（a）所示，GDF11（50 ng/mL）处理 24 h 可以轻微增

高人脐静脉内皮细胞活力，处理 72 h 和 96 h 可以轻微降低人脐静脉内皮细胞活力。利用 LIVE/DEAD 细胞活力和细胞毒性试剂盒检测 GDF11 对细胞生存和死亡的影响，结果显示 GDF11 并不能诱导细胞死亡（图 2-8（b））。同样，我们用 R&D Systems 的 GDF11 处理人脐静脉内皮细胞时发现人脐静脉内皮细胞活力并无显著改变（图 2-8（c））。

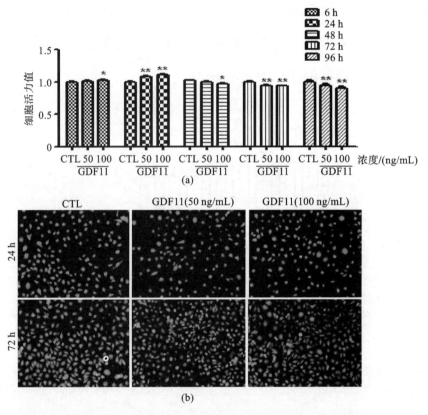

图 2-8　GDF11 对人脐静脉内皮细胞活力的影响

（a）用来自 PeproTech 公司的 GDF11（50 ng/mL）处理 24 h 可以轻微增高人脐静脉内皮细胞活力，而处理 72 h 和 96 h 轻微降低人脐静脉内皮细胞活力。用来自 PeproTech 的 GDF11（100 ng/mL）处理 6 h 和 24 h 可以轻微增高人脐静脉内皮细胞活力，而处理 48 h、72 h 和 96 h 轻微降低人脐静脉内皮细胞活力。$*P < 0.05$ vs. CTL，$**P < 0.01$ vs. CTL。（b）活/死细胞染色结果显示 GDF11 不能诱导人脐静脉内皮细胞死亡，活细胞被钙黄绿素染成绿色，死细胞被溴乙啡锭二聚体染成红色。（c）来自 R&D Systems 的 GDF11 对人脐静脉内皮细胞活力无显著影响。

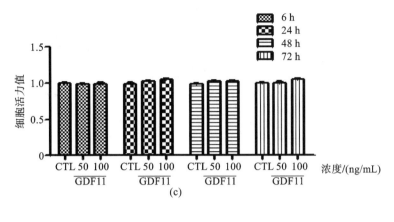

续图 2-8

3. GDF11 对人脐静脉内皮细胞增殖的影响

采用 CFDA SE 法检测细胞增殖，检查 GDF11 对人脐静脉内皮细胞增殖的影响。用 GDF11（50 ng/mL 和 100 ng/mL）处理人脐静脉内皮细胞 24 h、48 h、72 h，结果显示，GDF11 对人脐静脉内皮细胞增殖的影响并不明显（图 2-9）。

4. GDF11 对人脐静脉内皮细胞迁移的影响

利用伤口愈合实验观察 GDF11 对人脐静脉内皮细胞迁移的影响。用 GDF11（50 ng/mL 和 100 ng/mL）处理人脐静脉内皮细胞，监测处理 0 h、6 h、24 h 时细胞的迁移情况。图 2-10 显示，GDF11 对人脐静脉内皮细胞迁移的影响并不明显。

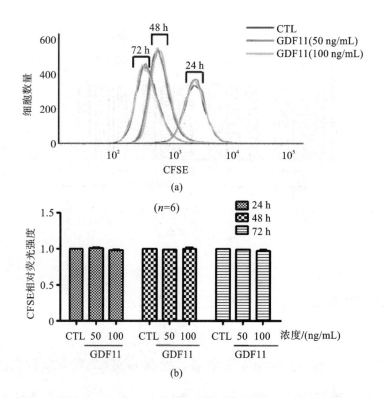

图 2-9 GDF11 对人脐静脉内皮细胞增殖并无显著影响

（a）细胞由 CFSE 细胞增殖试剂盒染色，细胞增殖反应经流式细胞仪检测。

（b）统计图，$n=6$。

（五）GDF11 对人脐静脉内皮细胞 eNOS 蛋白表达的影响

eNOS 蛋白在维持血管稳态过程中发挥重要作用。有文献报道在内皮细胞中，ROS 抑制 p-eNOS 蛋白表达，通过抑制 ROS 产生可以使降低的 p-eNOS 蛋白恢复至正常水平。GDF11 可以促进 Nox4 表达。我们

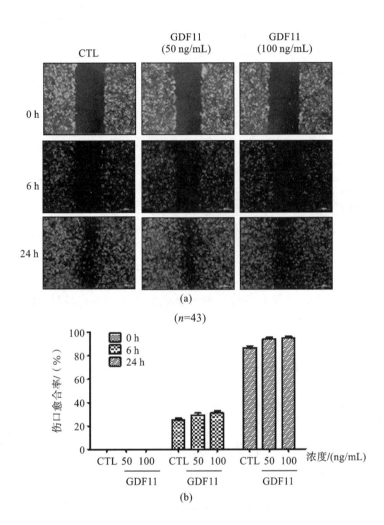

图 2-10 GDF11 对人脐静脉内皮细胞迁移无显著影响

（a）人脐静脉内皮细胞伤口愈合实验示意图。（b）统计图，$n=43$。

检查 GDF11 对人脐静脉内皮细胞 eNOS 蛋白表达的影响时，以时间梯度处理人脐静脉内皮细胞，结果显示，GDF11 处理 48 h 后，p-eNOS（Ser1177）蛋白表达水平显著下降（图 2-11）。

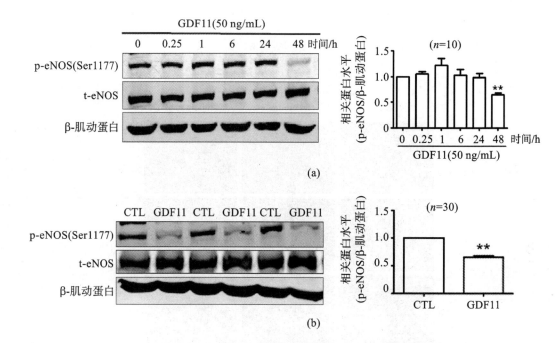

图 2-11　GDF11 降低人脐静脉内皮细胞 p-eNOS（Ser1177）蛋白水平

（a）用 GDF11 按时间梯度处理人脐静脉内皮细胞，GDF11 在 48 h 可以显著降低 p-eNOS
（Ser1177）蛋白表达水平。＊＊$P<0.01$ vs. 0 h，$n=10$。（b）与平行对照相比，GDF11 在 48 h 可
以降低 p-eNOS（Ser1177）蛋白表达水平。＊＊$P<0.01$ vs. CTL，$n=30$。

（六）血清剥夺条件下 GDF11 对人脐静脉内皮细胞活力的影响

大多数研究都通过在血清剥夺条件下培养细胞研究细胞因子的作用。血清剥夺显著影响细胞活力，有文献报道血清剥夺可以诱导包括内皮细胞在内的多种细胞凋亡。此外，体外的血清剥夺条件与体内细胞的真实生理环境并不一致。因此，我们认为，为了研究 GDF11 功能，在血清剥夺条件下培养细胞是不合理的。

尽管如此，有研究显示，GDF11 在血清剥夺条件下可以促进脑毛细血管内皮细胞增殖。因此，我们有必要检验在血清剥夺条件下 GDF11 的作用。用 50 ng/mL 和 100 ng/mL 的 GDF11（PeproTech 公司和 R&D Systems）处理人脐静脉内皮细胞 24 h，结果显示，GDF11 在血清剥夺条件下可显著增加细胞活力（图 2-12）。

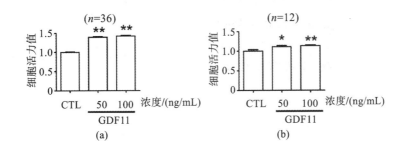

图 2-12　血清剥夺条件下 GDF11 对人脐静脉内皮细胞活力的影响

（a）在血清剥夺条件下，来自 PeproTech 公司的 GDF11（50 ng/mL 和 100 ng/mL）可以增加细胞活力。$**P<0.01$ vs. CTL，$n=36$。（b）在血清剥夺条件下，来自 R&D Systems 的 GDF11（50 ng/mL 和 100 ng/mL）可以增加细胞活力。$*P<0.05$ vs. CTL，$**P<0.01$ vs. CTL，$n=12$。

1. 血清剥夺条件下 GDF11 对细胞活力的影响与 Smad3 信号通路有关

在血清剥夺条件下，用 GDF11（50 ng/mL）处理人脐静脉内皮细胞 1 h 或预先用 Smad3 特异性抑制剂 SIS3（5 μmol/L）处理 1 h，GDF11 仍可激活 p-Smad3 蛋白，SIS3 抑制激活状态（图 2-13（a））。且在血清剥夺条件下，用 GDF11（50 ng/mL）处理人脐静脉内皮细胞

24 h或预先用 SIS3（5 μmol/L）作用 1 h，SIS3 能抑制 GDF11 诱导的细胞活力增强（图 2-13（b））。

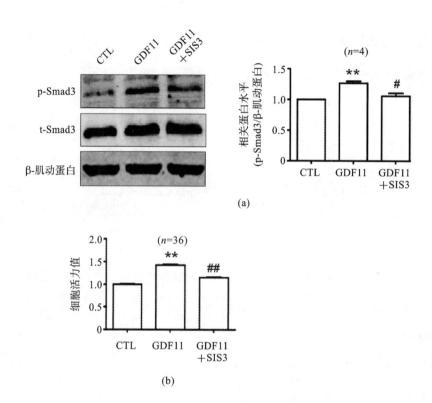

图 2-13　血清剥夺条件下 GDF11 对细胞活力的影响与 Smad3 信号通路有关

（a）SIS3（5 μmol/L）可以抑制 GDF11 对人脐静脉内皮细胞 Smad3 蛋白的激活。先用 SIS3（5 μmol/L）预处理 1 h，然后再加入 GDF11（50 ng/mL）。＊＊$P<0.01$ vs. CTL，♯$P<0.05$ vs. GDF11 处理组。（b）血清剥夺条件下，SIS3（5 μmol/L）抑制 GDF11 诱导的人脐静脉内皮细胞活力增强。＊＊$P<0.01$ vs. CTL，♯♯ $P<0.01$ vs. GDF11 处理组，$n=36$。

2. TGF-β1 在正常培养基和血清剥夺条件下对细胞活力的影响

我们发现 TGF-β1 和 FBS 与 GDF11 有相似的作用。在正常培养基和血清剥夺条件下，用 100 ng/mL TGF-β1 和 10％FBS 分别处理人脐静脉内皮细胞，在血清剥夺条件下 TGF-β1 和 FBS 增强细胞活力的作用更强（图 2-14），这提示 GDF11 对人脐静脉内皮细胞的作用并不是特异性的。

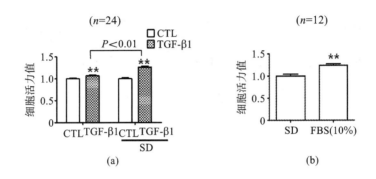

图 2-14　血清剥夺条件下，TGF-β1 和 FBS 对细胞活力的影响

（a）TGF-β1（100 ng/mL）在正常培养基和血清剥夺条件下处理人脐静脉内皮细胞 24 h 后，可以增强细胞活力，在血清剥夺条件下，TGF-β1 的作用更为显著。＊＊P＜0.01 vs. CTL，n＝24。（b）与血清剥夺培养基相比，10％FBS 可以增加细胞活力。＊＊P＜0.01 vs. CTL，n＝12。

四、讨论

（一）Smad2/3 信号通路和 Smad1/5/8 信号通路

在本实验中，我们发现，用 GDF11 处理人脐静脉内皮细胞可以显著激活 Smad2/3 和 Smad1/5/8 信号通路，然而 GDF11 对细胞增殖和细胞迁移却没有显著影响。究其原因，可能是由于 Smad2/3 和 Smad1/5/8 信号通路之间的相互影响。绝大多数对 GDF11 的研究都主要集中在其通过激活 Smad2/3 信号通路在各种生理和病理过程中发挥的作用。

假设 GDF11 有与 BMP 和 TGF-β 超家族相似的属性和作用，在实验中，我们发现，在人脐静脉内皮细胞中，GDF11 可以激活 Smad2/3 信号通路，同时，GDF11 还可以强烈激活 Smad1/5/8 信号通路。

对于 Smad2/3 信号通路在人脐静脉内皮细胞发挥的作用仍有争议，有些文献报道 Smad2/3 信号通路对内皮细胞功能发挥促进作用。例如，有文献报道 TGF-β 可以通过 Smad3/Nox4/H_2O_2 信号通路促进细胞增殖、迁移和血管生成。然而，也有文献报道，激活 Smad2/3 信号通路可抑制内皮细胞增殖和迁移。

Smad1/5/8 信号通路对内皮细胞的作用也是富有争议的。

BMP9 诱导 ALK1 激活可以抑制内皮细胞增殖、迁移和血管生成，另有文献报道 TGF-β 诱导的 ALK1 激活可以促进内皮细胞增殖和迁移。在调节内皮细胞功能方面，TGF-β 激活的 ALK1 信号通路可以抑制其同时激活的 ALK5 信号通路。

在由骨髓间充质干细胞到内皮细胞的分化过程中，Smad3 信号通路在早期促进分化，晚期抑制分化；而 Smad1/5/8 信号通路在低水平激活状态下可以促进分化。

综上所述，Smad2/3 和 Smad1/5/8 信号通路之间存在一种平衡关系。除了经典的 Smad 信号通路外，GDF11 还可以激活 JNK 和 AMPK 信号通路；线粒体靶向 ROS 抑制剂 MitoTEMPO 可以逆转由 GDF11 诱导的 JNK 和 AMPK 激活状态。这提示 GDF11 诱导的 JNK 和 AMPK 激活为 ROS 下游信号通路的一部分。

（二）Nox4 与内皮细胞增殖和迁移

实验证实 GDF11 可以促进人脐静脉内皮细胞 Nox4 表达。有文献报道，Nox4 可以产生 O_2^{2-} 和 H_2O_2。H_2O_2 在低剂量时可以增加人脐静脉内皮细胞活力，促进人脐静脉内皮细胞增殖；在高剂量时可以诱导人脐静脉内皮细胞凋亡。因此，GDF11 处理人脐静脉内皮细胞后，随着 Nox4 表达增加，细胞内产生的 ROS 也逐渐累积，这种现象与用不同浓度的叔丁基过氧化氢处理细胞产生的作用类似。低剂量的叔丁基过氧化氢增强细胞活力，高剂量时降低细胞活力。尽管 GDF11 可以轻微抑制细胞活力，但是 GDF11 并不能诱导细胞死亡。

（三）本研究的不足之处

本研究证明，用 GDF11 处理人脐静脉内皮细胞后，可激活 Smad2/3 信号通路和 Smad1/5/8 信号通路，但对人脐静脉内皮细胞增殖和迁移无显著影响，因此，我们不赞同 Katsimpardi 等证实的 GDF11 可以促进血管生成的结论。但是，我们没有进行动物实验证明体内给予 GDF11 是否能改善血管功能。

五、结论

（1）在人脐静脉内皮细胞中，GDF11 可以激活 Smad2/3 和 Smad1/5/8 信号通路，激活 ROS 相关的 AMPK 和 JNK 信号通路。

（2）GDF11 对人脐静脉内皮细胞增殖和迁移没有显著影响。

参考文献

［1］ Nakashima M，Toyono T，Akamine A，et al. Expression of growth/differentiation factor 11，a new member of the BMP/TGFβ superfamily during mouse embryogenesis［J］. Mech Dev，1999，80(2):185-189.

［2］ Tsuda T，Iwai N，Deguchi E，et al. PCSK5 and GDF11 expression in the hindgut region of mouse embryos with anorectal malformations［J］. Eur J Pediatr Surg，2011,21(4):238-241.

［3］ Ge G，Hopkins D R，Ho W B，et al. GDF11 forms a bone morphogenetic protein 1-activated latent complex that can modulate nerve growth factor-induced differentiation of PC12 cells［J］. Mol Cell Biol［J］. 2005,25(14):5846-5858.

［4］ Hannan N R F，Jamshidi P，Pera M F，et al. BMP-11 and myostatin support undifferentiated growth of human embryonic stem cells in feeder-free cultures［J］. Cloning Stem Cells，2009,11(3):427-435.

［5］ Tsuchida K，Nakatani M，Uezumi A，et al. Signal transduction pathway through activin receptors as a therapeutic target of musculoskeletal diseases and cancer［J］. Endocr J，2008,55(1):11-21.

［6］ Ten Dijke P，Hill C S. New insights into TGF-β-Smad signalling ［J］. Trends Biochem Sci，2004,29(5):265-273.

［7］ Howell M，Itoh F，Pierreux C E，et al. Xenopus Smad4β is the co-Smad component of developmentally regulated transcription factor complexes responsible for induction of early mesodermal genes［J］. Dev Biol，1999,214(2):354-369.

［8］ Gaunt S J，George M，Paul Y L. Direct activation of a mouse Hoxd11 axial expression enhancer by Gdf11/Smad signalling［J］. Dev Biol，2013,383(1):52-60.

［9］ Ho D M，Yeo C Y，Whitman M. The role and regulation of GDF11 in Smad2 activation during tailbud formation in the Xenopus embryo［J］. Mech Dev，2010,127(9-12):485-495.

［10］ Katsimpardi L，Litterman N K，Schein P A,et al . Vascular and neurogenic rejuvenation of the aging mouse brain by young systemic factors［J］. Science，2014,344(6184):630-634.

［11］ Loffredo F S，Steinhauser M L，Jay S M，et al. Growth differentiation factor 11 is a circulating factor that reverses age-related cardiac hypertrophy［J］. Cell，2013,153(4):828-839.

［12］ Liu J P. The function of growth/differentiation factor 11 (Gdf11) in rostrocaudal patterning of the developing spinal cord［J］. Development，2006,133(15):2865-2874.

［13］ Patel V K，Demontis F. GDF11/myostatin and aging［J］. Aging (Albany NY)，2014,6(5):351-352.

[14] Szláma G，Kondás K，Trexler M，et al . WFIKKN1 and WFIKKN2 bind growth factors TGFβ1，BMP2 and BMP4 but do not inhibit their signalling activity[J]. FEBS J，2010,277(24):5040-5050.

[15] Kondás K，Szláma G，Nagy A，et al. Biological functions of the WAP domain-containing multidomain proteins WFIKKN1 and WFIKKN2[J]. Biochem Soc Trans，2011,39(5):1416-1420.

[16] Robertson R D，Mukherjee A. Synexpression group analyses identify new functions of FSTL3，a TGFβ ligand inhibitor[J]. Biochem Biophys Res Commun，2012,427(3):568-573.

[17] Farooq M，Sulochana K N，Pan X，et al. Histone deacetylase 3 (hdac3) is specifically required for liver development in zebrafish[J]. Dev Biol，2008,317(1):336-353.

[18] Lee Y S，Lee S J. Regulation of GDF-11 and myostatin activity by GASP-1 and GASP-2[J]. Proc Natl Acad Sci U S A，2013，110(39):E3713-E3722.

[19] Gamer L W，Wolfman N M，Celeste A J，et al. A novel BMP expressed in developing mouse limb，spinal cord，and tail bud is a potent mesoderm inducer in Xenopus embryos[J]. Dev Biol，1999,208(1):222-232.

[20] McPherron A C，Lawler A M，Lee S J. Regulation of anterior/posterior patterning of the axial skeleton by growth/differentiation factor 11[J]. Nat Genet，1999,22(3):260-264.

[21] Andersson O，Reissmann E，Ibáñez C F. Growth differentiation

factor 11 signals through the transforming growth factor-β receptor ALK5 to regionalize the anterior-posterior axis [J]. EMBO Rep,2006,7(8):831-837.

[22] Souza T A，Chen X，Guo Y，et al. Proteomic identification and functional validation of activins and bone morphogenetic protein 11 as candidate novel muscle mass regulators[J]. Mol Endocrinol，2008，22(12):2689-2702.

[23] Gamer L W，Cox K A，Small C，et al. Gdf11 is a negative regulator of chondrogenesis and myogenesis in the developing chick limb[J]. Dev Biol，2001,229(2):407-420.

[24] McPherron A C，Huynh T V，Lee S J. Redundancy of myostatin and growth/differentiation factor 11 function[J]. BMC Dev Biol，2009,9:24.

[25] Li Y，Eggermont K，Vanslembrouck V，et al. NKX2-1 activation by SMAD2 signaling after definitive endoderm differentiation in human embryonic stem cell[J]. Stem Cells Dev，2013,22(9):1433-1442.

[26] Yu J，McMahon A P，Valerius M T. Recent genetic studies of mouse kidney development[J]. Curr Opin Genet Dev，2004，14(5):550-557.

[27] Oxburgh L，Chu G C，Michael S K，et al. TGFβ superfamily signals are required for morphogenesis of the kidney mesenchyme progenitor population[J]. Development，2004,131(18):4593-4605.

[28] Kim J，Wu H H，Lander A D，et al. GDF11 controls the timing of progenitor cell competence in developing retina[J]. Science，2005,308(5730):1927-1930.

[29] Sinha M，Jang Y C，Oh J,et al. Restoring systemic GDF11 levels reverses age-related dysfunction in mouse skeletal muscle[J]. Science，2014,344(6184):649-652.

[30] Kaiser J. Aging. 'Rejuvenation factor' in blood turns back the clock in old mice[J]. Science，2014,344(6184):570-571.

[31] Nakashima M，Mizunuma K，Murakami T，et al. Induction of dental pulp stem cell differentiation into odontoblasts by electroporation-mediated gene delivery of growth/differentiation factor 11 (Gdf11)[J]. Gene Ther，2002,9(12):814-818.

[32] Nakashima M,Iohara K,Ishikawa M,et al. Stimulation of reparative dentin formation by ex vivo gene therapy using dental pulp stem cells electrotransfected with growth/differentiation factor 11 (Gdf11)[J]. Hum Gene Ther，2004,15(11):1045-1053.

[33] Nakashima M，Tachibana K，Iohara K，et al. Induction of reparative dentin formation by ultrasound-mediated gene delivery of growth/differentiation factor 11[J]. Hum Gene Ther，2003,14(6):591-597.

[34] Zhang X，Wharton W，Yuan Z，et al. Activation of the growth-differentiation factor 11 gene by the histone deacetylase (HDAC) inhibitor trichostatin A and repression by HDAC3[J]. Mol Cell

Biol，2004,24(12):5106-5118.

[35] Ding Y，Li X R，Yang K Y,et al. Proteomics analysis of gastric epithelial AGS cells infected with Epstein-Barr virus[J]. Asian Pac J Cancer Prev，2013,14(1):367-372.

[36] Ma H，Hong M，Duan J,et al. Altered cytokine gene expression in peripheral blood monocytes across the menstrual cycle in primary dysmenorrhea: a case-control study[J]. PLoS One，2013,8(2):e55200.

[37] Dussiot M，Maciel T T，Fricot A，et al. An activin receptor ⅡA ligand trap corrects ineffective erythropoiesis in β-thalassemia[J]. Nat Med，2014,20(4):398-407.

[38] Battegay E J. Angiogenesis: mechanistic insights，neovascular diseases，and therapeutic prospects[J]. J Mol Med (Berl)，1995，73(7):333-346.

[39] Eskin S G，Ives C L，McIntire L V，et al. Response of cultured endothelial cells to steady flow[J]. Microvasc Res，1984,28(1):87-94.

[40] Langille B L，Adamson S L. Relationship between blood flow direction and endothelial cell orientation at arterial branch sites in rabbits and mice[J]. Circ Res，1981,48(4):481-488.

[41] Yanagisawa M，Kurihara H，Kimura S，et al. A novel potent vasoconstrictor peptide produced by vascular endothelial cells[J]. Nature，1988,332(6163):411-415.

[42] Furchgott R F, Vanhoutte P M. Endothelium-derived relaxing and contracting factors[J]. FASEB J, 1989,3(9):2007-2018.

[43] Tomanek R J, Schatteman G C. Angiogenesis:new insights and therapeutic potential[J]. Anat Rec, 2000,261(3):126-135.

[44] Ferrara N, Keyt B. Vascular endothelial growth factor: basic biology and clinical implications[J]. EXS, 1997,79:209-232.

[45] Gupta K, Kshirsagar S, Li W, et al. VEGF prevents apoptosis of human microvascular endothelial cells via opposing effects on MAPK/ERK and SAPK/JNK signaling[J]. Exp Cell Res, 1999, 247(2):495-504.

[46] Stetler-Stevenson W G. Matrix metalloproteinases in angiogenesis: a moving target for therapeutic intervention[J]. J Clin Invest, 1999, 103(9):1237-1241.

[47] Gleizes P E, Noaillac-Depeyre J, Amalric F, et al. Basic fibroblast growth factor (FGF-2) internalization through the heparan sulfate proteoglycans-mediated pathway:an ultrastructural approach[J]. Eur J Cell Biol, 1995,66(1):47-59.

[48] Lamalice L, Le Boeuf F, Huot J. Endothelial cell migration during angiogenesis[J]. Circ Res, 2007,100(6):782-794.

[49] Larsson J, Goumans M J, Sjöstrand L J,et al. Abnormal angiogenesis but intact hematopoietic potential in TGF-β type I receptor-deficient mice[J]. EMBO J, 2001,20(7):1663-1673.

[50] Oh S P, Seki T, Goss K A,et al. Activin receptor-like kinase 1

modulates transforming growth factor-β 1 signaling in the regulation of angiogenesis[J]. Proc Natl Acad Sci U S A，2000，97(6):2626-2631.

[51] Tremblay K D，Dunn N R，Robertson E J. Mouse embryos lacking Smad1 signals display defects in extra-embryonic tissues and germ cell formation［J］. Development，2001，128（18）：3609-3621.

[52] Lechleider R J，Ryan J L，Garrett L，et al. Targeted mutagenesis of Smad1 reveals an essential role in chorioallantoic fusion［J］. Dev Biol，2001，240(1):157-167.

[53] Yang X，Castilla L H，Xu X，et al. Angiogenesis defects and mesenchymal apoptosis in mice lacking SMAD5［J］. Development，1999,126(8):1571-1580.

[54] Goumans M J，Valdimarsdottir G，Itoh S，et al. Balancing the activation state of the endothelium via two distinct TGF-β type Ⅰ receptors［J］. EMBO J，2002,21(7):1743-1753.

[55] Goumans M J，Valdimarsdottir G，Itoh S，et al. Activin receptor-like kinase（ALK)1 is an antagonistic mediator of lateral TGFβ/ALK5 signaling［J］. Mol Cell，2003,12(4):817-828.

[56] Ota T，Fujii M，Sugizaki T，et al. Targets of transcriptional regulation by two distinct type Ⅰ receptors for transforming growth factor-β in human umbilical vein endothelial cells［J］. J Cell Physiol，2002,193(3):299-318.

[57] Peshavariya H M, Chan E C, Liu G S, et al. Transforming growth factor-β1 requires NADPH oxidase 4 for angiogenesis in vitro and in vivo[J]. J Cell Mol Med, 2014,18(16):1172-1183.

[58] Carnesecchi S, Deffert C, Donati Y, et al. A key role for NOX4 in epithelial cell death during development of lung fibrosis [J]. Antioxid Redox Signal, 2011,15(3):607-619.

[59] Caja L, Sancho P, Bertran E, et al. Dissecting the effect of targeting the epidermal growth factor receptor on TGF-β-induced-apoptosis in human hepatocellular carcinoma cells[J]. J Hepatol, 2011,55(2):351-358.

[60] Hecker L, Vittal R, Jones T, et al. NADPH oxidase-4 mediates myofibroblast activation and fibrogenic responses to lung injury [J]. Nat Med,2009,15(9):1077-1081.

[61] Lyle A N, Deshpande N N, Taniyama Y, et al. Poldip2, a novel regulator of Nox4 and cytoskeletal integrity in vascular smooth muscle cells[J]. Circ Res, 2009,105(3):249-259.

[62] Ruiz-Ginés J A, López-Ongil S, González-Rubio M, et al. Reactive oxygen species induce proliferation of bovine aortic endothelial cells [J]. J Cardiovasc Pharmacol, 2000, 35 (1): 109-113.

[63] Zanetti M, Katusic Z S, O'Brien T. Adenoviral-mediated overexpression of catalase inhibits endothelial cell proliferation [J]. Am J Physiol Heart Circ Physiol, 2002, 283 (6):

H2620-H2626.

[64] Faucher K，Rabinovitch-Chable H，Barrière G，et al. Overexpression of cytosolic glutathione peroxidase（GPX1）delays endothelial cell growth and increases resistance to toxic challenges[J]. Biochimie，2003,85(6):611-617.

[65] Chua C C，Hamdy R C，Chua B H. Upregulation of vascular endothelial growth factor by H_2O_2 in rat heart endothelial cells[J]. Free Radic Biol Med，1998,25(8):891-897.

[66] Lin S J，Shyue S K，Liu P L，et al. Adenovirus-mediated overexpression of catalase attenuates oxLDL-induced apoptosis in human aortic endothelial cells via AP-1 and C-Jun N-terminal kinase/extracellular signal-regulated kinase mitogen-activated protein kinase pathways[J]. J Mol Cell Cardiol，2004,36(1):129-139.

[67] Suhara T，Fukuo K，Sugimoto T，et al. Hydrogen peroxide induces up-regulation of Fas in human endothelial cells[J]. J Immunol，1998,160(8):4042-4047.

[68] Ballinger S W，Patterson C，Yan C N,et al. Hydrogen peroxide- and peroxynitrite-induced mitochondrial DNA damage and dysfunction in vascular endothelial and smooth muscle cells[J]. Circ Res，2000,86(9):960-966.

[69] Hastie L E，Patton W F，Hechtman H B，et al. Metabolites of the phospholipase D pathway regulate H_2O_2-induced filamin

redistribution in endothelial cells[J]. J Cell Biochem. 1998, 68(4):511-524.

[70] Andresen B T, Rizzo M A, Shome K, et al. The role of phosphatidic acid in the regulation of the Ras/MEK/Erk signaling cascade[J]. FEBS Lett, 2002,531(1):65-68.

[71] Zhao Y, Davis H W. Hydrogen peroxide-induced cytoskeletal rearrangement in cultured pulmonary endothelial cells[J]. J Cell Physiol, 1998,174(3):370-379.

[72] Siflinger-Birnboim A, Goligorsky M S, Del Vecchio P J, et al. Activation of protein kinase C pathway contributes to hydrogen peroxide-induced increase in endothelial permeability[J]. Lab Invest, 1992,67(1):24-30.

[73] Patterson C E, Lum H. Update on pulmonary edema: the role and regulation of endothelial barrier function[J]. Endothelium, 2001,8(2):75-105.

[74] Chen X L, Zhang Q, Zhao R, et al. Rac1 and superoxide are required for the expression of cell adhesion molecules induced by tumor necrosis factor-α in endothelial cells[J]. J Pharmacol Exp Ther, 2003,305(2):573-580.

[75] Chen X L, Zhang Q, Zhao R, et al. Superoxide, H_2O_2, and iron are required for TNF-α-induced MCP-1 gene expression in endothelial cells: role of Rac1 and NADPH oxidase[J]. Am J Physiol Heart Circ Physiol, 2004,286(3):H1001-H1007.

[76] Lewis M S，Whatley R E，Cain P，et al. Hydrogen peroxide stimulates the synthesis of platelet-activating factor by endothelium and induces endothelial cell-dependent neutrophil adhesion[J]. J Clin Invest，1988,82(6):2045-2055.

[77] Fraticelli A，Serrano C V，Bochner B S，et al. Hydrogen peroxide and superoxide modulate leukocyte adhesion molecule expression and leukocyte endothelial adhesion[J]. Biochim Biophys Acta，1996,1310(3):251-259.

[78] Shappell S B，Toman C，Anderson D C，et al. Mac-1（CD11b/ CD18）mediates adherence-dependent hydrogen peroxide production by human and canine neutrophils[J]. J Immunol，1990,144（7）: 2702-2711.

[79] Förstermann U. Janus-faced role of endothelial NO synthase in vascular disease:uncoupling of oxygen reduction from NO synthesis and its pharmacological reversal[J]. Biol Chem，2006,387（12）: 1521-1533.

[80] Förstermann U，Münzel T. Endothelial nitric oxide synthase in vascular disease:from marvel to menace[J]. Circulation，2006, 113(13):1708-1714.

[81] Pearson G，Robinson F，Beers Gibson T，et al. Mitogen-activated protein（MAP）kinase pathways:regulation and physiological functions[J]. Endocr Rev，2001,22(2):153-183.

[82] Liu Y，Shepherd E G，Nelin L D. MAPK phosphatases—

regulating the immune response[J]. Nat Rev Immunol, 2007, 7(3):202-212.

[83] Giroux S, Tremblay M, Bernard D, et al. Embryonic death of Mek1-deficient mice reveals a role for this kinase in angiogenesis in the labyrinthine region of the placenta[J]. Curr Biol, 1999, 9(7):369-372.

[84] Eliceiri B P, Klemke R, Strömblad S, et al. Integrin αvβ3 requirement for sustained mitogen-activated protein kinase activity during angiogenesis[J]. J Cell Biol, 1998,140(5):1255-1263.

[85] Meadows K N, Bryant P, Pumiglia K. Vascular endothelial growth factor induction of the angiogenic phenotype requires Ras activation[J]. J Biol Chem, 2001,276(52):49289-49298.

[86] Mavria G, Vercoulen Y, Yeo M, et al. ERK-MAPK signaling opposes Rho-kinase to promote endothelial cell survival and sprouting during angiogenesis [J]. Cancer Cell, 2006, 9 (1): 33-44.

[87] Wu G, Luo J, Rana J S, et al. Involvement of COX-2 in VEGF-induced angiogenesis via P38 and JNK pathways in vascular endothelial cells[J]. Cardiovasc Res, 2006,69(2):512-519.

[88] Ma J, Zhang L, Han W, et al. Activation of JNK/c-Jun is required for the proliferation, survival, and angiogenesis induced by EET in pulmonary artery endothelial cells[J]. J Lipid Res, 2012,53(6):1093-1105.

[89] Amin M A，Rabquer B J，Mansfield P J，et al. Interleukin 18 induces angiogenesis in vitro and in vivo via Src and Jnk kinases [J]. Ann Rheum Dis，2010,69(12):2204-2212.

[90] Uchida C，Gee E，Ispanovic E，et al. JNK as a positive regulator of angiogenic potential in endothelial cells[J]. Cell Biol Int，2008,32(7):769-776.

[91] Matsumoto T，Turesson I，Book M，et al. p38 MAP kinase negatively regulates endothelial cell survival，proliferation，and differentiation in FGF-2-stimulated angiogenesis[J]. J Cell Biol，2002,156(1):149-160.

[92] Issbrücker K，Marti H H，Hippenstiel S，et al. p38 MAP kinase——a molecular switch between VEGF-induced angiogenesis and vascular hyperpermeability[J]. FASEB J，2003,17(2):262-264.

[93] Jackson J R，Bolognese B，Hillegass L，et al. Pharmacological effects of SB 220025，a selective inhibitor of P38 mitogen-activated protein kinase，in angiogenesis and chronic inflammatory disease models[J]. J Pharmacol Exp Ther，1998，284（2）：687-692.

[94] Kawasaki K，Smith R S Jr，Hsieh C M，et al. Activation of the phosphatidylinositol 3-kinase/protein kinase Akt pathway mediates nitric oxide-induced endothelial cell migration and angiogenesis[J]. Mol Cell Biol，2003,23(16):5726-5737.

[95] Dimmeler S，Zeiher A M. Akt takes center stage in angiogenesis

signaling[J]. Circ Res，2000,86(1):4-5.

[96] Shiojima I，Walsh K. Role of Akt signaling in vascular homeostasis and angiogenesis [J]. Circ Res，2002，90（12）：1243-1250.

[97] Nagata D，Mogi M，Walsh K. AMP-activated protein kinase （AMPK）signaling in endothelial cells is essential for angiogenesis in response to hypoxic stress[J]. J Biol Chem，2003,278(33)：31000-31006.

[98] Ouchi N，Kobayashi H，Kihara S，et al. Adiponectin stimulates angiogenesis by promoting cross-talk between AMP-activated protein kinase and Akt signaling in endothelial cells[J]. J Biol Chem，2004,279(2):1304-1309.

[99] Shibata R，Ouchi N，Kihara S，et al. Adiponectin stimulates angiogenesis in response to tissue ischemia through stimulation of AMP-activated protein kinase signaling[J]. J Biol Chem，2004，279(27):28670-28674.

[100] Chen Z P，Mitchelhill K I，Michell B J，et al. AMP-activated protein kinase phosphorylation of endothelial NO synthase[J]. FEBS Lett，1999,443(3):285-289.

[101] Erusalimsky J D，Kurz D J. Cellular senescence in vivo: its relevance in ageing and cardiovascular disease[J]. Exp Gerontol，2005,40(8-9):634-642.

[102] Greider C W. Telomeres and senescence: the history, the

experiment，the future[J]. Curr Biol，1998,8(5):R178-R181.

[103] Hayflick L. Living forever and dying in the attempt[J]. Exp Gerontol，2003,38(11-12):1231-1241.

[104] Serrano M，Blasco M A. Putting the stress on senescence[J]. Curr Opin Cell Biol，2001,13(6):748-753.

[105] Campisi J. Senescent cells，tumor suppression，and organismal aging：good citizens，bad neighbors[J]. Cell，2005,120(4):513-522.

[106] Minamino T，Yoshida T，Tateno K，et al. Ras induces vascular smooth muscle cell senescence and inflammation in human atherosclerosis[J]. Circulation，2003,108(18):2264-2269.

[107] Wang W，Chen J X，Liao R，et al. Sequential activation of the MEK-extracellular signal-regulated kinase and MKK3/6-p38 mitogen-activated protein kinase pathways mediates oncogenic ras-induced premature senescence[J]. Mol Cell Biol，2002, 22(10):3389-3403.

[108] Jian J，Sun L，Cheng X，et al. Calycosin-7-O-β-D-glucopy-ranoside stimulates osteoblast differentiation through regulating the BMP/WNT signaling pathways[J]. Acta Pharm Sin B，2015, 5(5):454-460.

[109] Dwivedi S K，McMeekin S D，Slaughter K，et al. Role of TGF-β signaling in uterine carcinosarcoma [J]. Oncotarget，2015, 6(16):14646-14655.

[110] Sturrock A，Cahill B，Norman K，et al. Transforming growth factor-β1 induces Nox4 NAD(P)H oxidase and reactive oxygen species-dependent proliferation in human pulmonary artery smooth muscle cells[J]. Am J Physiol Lung Cell Mol Physiol，2006,290(4):L661-L673.

[111] Boudreau H E，Casterline B W，Rada B，et al. Nox4 involvement in TGF-β and SMAD3-driven induction of the epithelial-to-mesenchymal transition and migration of breast epithelial cells[J]. Free Radic Biol Med，2012,53(7):1489-1499.

[112] Guo W T，Dong D L. Bone morphogenetic protein-4: a novel therapeutic target for pathological cardiac hypertrophy/heart failure[J]. Heart Fail Rev，2014,19(6):781-788.

[113] Fulton D，Gratton J P，McCabe T J，et al. Regulation of endothelium-derived nitric oxide production by the protein kinase Akt[J]. Nature，1999,399(6736):597-601.

[114] Dimmeler S，Fleming I，Fisslthaler B，et al. Activation of nitric oxide synthase in endothelial cells by Akt-dependent phosphorylation[J]. Nature，1999,399(6736):601-605.

[115] Dagher Z，Ruderman N，Tornheim K，et al. Acute regulation of fatty acid oxidation and AMP-activated protein kinase in human umbilical vein endothelial cells[J]. Circ Res，2001,88(12):1276-1282.

[116] Cai H. Hydrogen peroxide regulation of endothelial function:

origins, mechanisms, and consequences [J]. Cardiovasc Res, 2005,68(1):26-36.

[117] Spector A, Ma W, Sun F, et al. The effect of H_2O_2 and tertiary butyl hydroperoxide upon a murine immortal lens epithelial cell line, αTN4-1[J]. Exp Eye Res, 2002,75(5):573-582.

[118] Das A, Gopalakrishnan B, Druhan L J, et al. Reversal of SIN-1-induced eNOS dysfunction by the spin trap, DMPO, in bovine aortic endothelial cells via eNOS phosphorylation [J]. Br J Pharmacol, 2014,171(9):2321-2334.

[119] Chen X, Liao J, Lu Y, et al. Activation of the PI3K/Akt pathway mediates bone morphogenetic protein 2-induced invasion of pancreatic cancer cells Panc-1[J]. Pathol Oncol Res, 2011, 17(2):257-261.

[120] Chin B Y, Petrache I, Choi A M, et al. Transforming growth factor β1 rescues serum deprivation-induced apoptosis via the mitogen-activated protein kinase (MAPK) pathway in macrophages [J]. J Biol Chem, 1999,274(16):11362-11368.

[121] Duttaroy A, Qian J F, Smith J S, et al. Up-regulated P21CIP1 expression is part of the regulation quantitatively controlling serum deprivation-induced apoptosis[J]. J Cell Biochem, 1997, 64(3):434-446.

[122] Hogg N, Browning J, Howard T, et al. Apoptosis in vascular endothelial cells caused by serum deprivation, oxidative stress and

transforming growth factor-β[J]. Endothelium, 1999,7(1):35-49.

[123] Kim Y M, Kim J H, Kwon H M, et al. Korean Red Ginseng protects endothelial cells from serum-deprived apoptosis by regulating Bcl-2 family protein dynamics and caspase S-nitrosylation[J]. J Ginseng Res, 2013,37(4):413-424.

[124] Lebrin F, Deckers M, Bertolino P, et al. TGF-β receptor function in the endothelium[J]. Cardiovasc Res, 2005,65(3): 599-608.

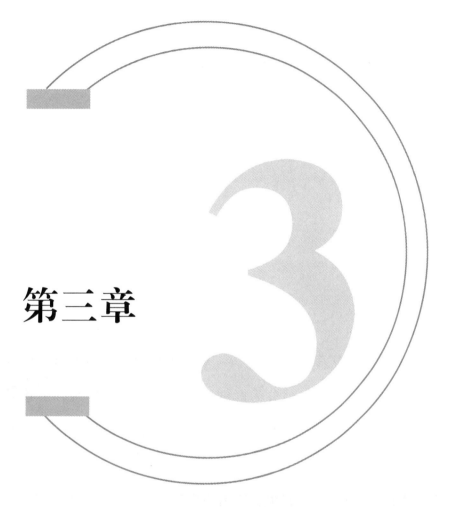

第三章

GDF11 对肝癌的影响

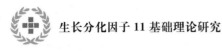

第一节 概 述

（一）肝癌研究进展

肝癌是发生于肝细胞或肝内胆管上皮细胞的一种恶性肿瘤。在中国，其发病率和死亡率高，对人们的生活与身体健康造成了极大的危害。按其起源可划分为肝细胞性肝癌、胆管细胞性肝癌及混合性肝癌。原发性肝癌是常见的恶性肿瘤之一。随着世界上乙型和丙型肝炎病毒感染者数量的不断增长，肝癌的发生率也在不断上升，其中，肥胖、酗酒、糖尿病、家族史、基因突变等都与肝癌的发生有关。

手术、化学治疗、局部介入治疗、靶向治疗以及肝脏移植等是目前治疗肝癌的主要方法。在临床上，要根据患者的一般状况、肿瘤负荷、肝功能和合并症等决定治疗方式。射频消融等多种手段为早期肝癌患者带来了新的希望，但是由于其适应证较苛刻，仅适用于少部分肝癌患者。许多患者在确诊时就已经处于晚期阶段，无法彻底治愈。目前，靶向药物的成本较高，且获益率较低，无法用于临床。在肝癌患者病情许可的前提下，化学治疗是主要的治疗手段，但由于化学治疗效果差、易产生抗性等，其在提高患者生存率方面的效果十分有限。

肝癌可能与多基因突变有关，其发生机制目前尚不明确。另外，肝脏功能障碍伴纤维病变会影响药物的体内代谢，进而影响药物疗效。因此，研究肝癌的发病机制，研发出疗效和适应性更强的抗肝癌药物，延长肝癌患者的生存时间，是当前肝癌研究的重点。目前已有的一些报道指出，按照导致肝癌的基因差异，可以把肝癌分成两类。其中，RAS、mTOR、IGF 等亚族的异常活化是其主要特点，且与患者的预后关系密切。非增生亚族的变异存在较高的异质性，且与增生无关。在肝癌细胞中，Wnt/β-Catenin 和 JAK/STAT 的表达变化最为普遍，分别占 50%～62.5% 和 45%。在肝癌患者中，可能存在 P53、PIK3CA、β-catenin 基因突变，引起两条调控肿瘤细胞分化的信号通路发生变化，从而使肿瘤细胞的生长失控。

（二）GDF11 对肝癌作用的研究进展

有研究显示，TGF-β 信号通路参与肝癌细胞的增殖并促进肝癌细胞的凋亡，GDF11 可通过激活 Smad2/3 信号通路来降低肝癌细胞活性，从而抑制肝癌细胞生长等，这提示 GDF11 可能作为肝癌患者的肿瘤标志物。GDF11 高表达不但可明显降低肝癌细胞的增殖率及克隆率，还可在特定的微环境中逆转肝癌细胞对化学治疗药物的抵抗性，提高肝癌细胞对非特异性药物的敏感性。新生血管的形成与癌症的发生、发展和预后等密切相关。GDF11 可以抑制微血管的形成，对肝癌细胞吸收营养和浸润的路径进行有效阻遏，并显著抑制肝癌细胞的增生，从而抑制肝癌细胞的生长及转移。上述结果提示 GDF11 可能在肝癌治疗中发挥重要作用。

（三）细胞凋亡研究进展

细胞凋亡是一种由多种因素共同介导的非炎性、自发性、以维护机体自身稳态为目的的程序性死亡方式。细胞凋亡信号的紊乱、缺失都会导致肿瘤的发展、耐药等。特异性抑制细胞凋亡相关信号分子已成为抗癌新药研发的重要突破口。

目前认为，细胞凋亡的主要途径有两种：外源性死亡受体途径、内源性线粒体途径。死亡受体属于 TNF 受体超家族，主要分布在细胞表面。Fas（Apo-1/CD95）、TNFR1（DR1）、TRAILR1（DR4）、TRAILR2（DR5）等是近年来发现的几种重要的细胞死亡受体。TNF

相关凋亡诱导配体（TRAIL）属于 TNF 超家族成员之一，具有高度特异性，毒副作用小，是一种很有潜力的抗癌分子。B 细胞淋巴瘤-2（Bcl-2）家族蛋白可调控线粒体膜通透性，进而激活下游 Caspase 信号通路，执行细胞凋亡程序。Bcl-2 家族蛋白可分为两大类，一类抑制细胞凋亡（如 Bcl-2 和 Bcl-xl），另一类促进细胞凋亡（如 Bad、Bid 和 Bak）。

第二节　实验研究一

在本实验中，我们首先探讨了 GDF11 水平在肝癌细胞中的变化，以确定 GDF11 水平是否会随着肝癌的发展而改变。由于 GDF11 的活性结构域与肌动蛋白有很高的同源性，我们在 mRNA 水平进行了实验。GDF11 属于 TGF-β/BMP 超家族，BMP/TGF-β 超家族诱导的典型信号通路应该是 GDF11 作用的基础。因此，我们确定了 GDF11 对肝癌细胞 HepG2 细胞中 Smad 信号通路的影响，然后研究了 GDF11 对 HepG2 细胞活力的影响。这是第一个针对 GDF11 在肝癌患者中表达和作用的研究。

一、实验材料和方法

（一）试剂

10 组人类肝癌组织和相应的正常肝组织的 cDNA 序列购自上海芯

超生物科技有限公司（中国上海）。

L-O2 细胞、HepG2 细胞和 SMMC-7721 细胞由三峡库区道地药材开发利用重庆市重点实验室提供。

FBS 购自 Natocor-Industria Biologica（阿根廷科尔多瓦）。

重组人源/小鼠源/大鼠源 GDF11 来自 PeproTech（美国新泽西）。

抗 p-Smad3（Ser423/425）、抗 Smad3、抗 p-Smad2（Ser465/467）、抗 Smad2、抗 Smad2/3 均来自 Cell Signaling Technology（美国马萨诸塞）。

抗 GDF11 抗体购自 Abcam（英国剑桥）。

β-肌动蛋白抗体购自 ZSGB-BIO（中国北京）。SYBR Green RT-PCR 试剂盒购自 TaKaRa Bio（日本大津）。

引物由生工生物工程（上海）股份有限公司设计和合成。

Smad3 抑制剂 SIS3 购自 Santa Cruz Biotechnology, Inc.（美国加利福尼亚）。

TRIzol 试剂购自赛默飞世尔科技（中国）有限公司。

RPMI 1640 培养基来自 HyClone（美国伊利诺伊）。

化学发光试剂盒购自 Bio-Rad Laboratories（美国加利福尼亚）。

BCA 蛋白浓度测定试剂盒购自上海碧云天生物技术股份有限公司。

（二）反转录定量聚合酶链反应（RT-qPCR）

cDNA 芯片是一种新型的 cDNA 序列，通过实时荧光定量 PCR 检测目标基因的表达。cDNA 样本来自 10 组人类肝癌组织和相应的临床信息完整的邻近正常肝组织。对于细胞系，用 TRIzol 试剂从正常肝细胞 L-O2 和肝癌细胞（HepG2 和 SMMC-7721）中提取总 RNA。然后根据说明书，用 K1622 反转录试剂盒（赛默飞世尔科技（中国）有限公司）将总 RNA 反转录为 cDNA。使用罗氏 LightCycler 480 Ⅱ 实时荧光定量 PCR 仪和 SYBR Green RT-qPCR 试剂盒聚合酶链反应母液进行实时荧光定量 PCR。β-肌动蛋白被用作内部参考。

用于检测 GDF11 的特定引物如下。

正向：5′-GCCATCAACACCACTCACATT-3′

反向：5′-CCAATCCCTACTCTGCCAAG-3′

用于检测 β-肌动蛋白的特定引物如下。

正向：5′-GAAGAGCTACGAGCTGCCTGA-3′

反向：5′-CAGACAGCACTGTGTTGGCG-3′。

反应在 95 ℃下进行 30 s，然后在 95 ℃下变性，40 个循环，5 s，在 60 ℃下退火/延长，进行 30 s。我们进行了 3 次重复实验，并对所得数值进行了标准化处理，以 β-肌动蛋白为参照标准。通过 $2^{-\Delta\Delta C_t}$ 方法分析相对表达。

（三）细胞培养

HepG2 细胞曾被误认为是肝母细胞瘤细胞。将 HepG2 细胞放在 RPMI 1640 培养基中，加 10% FBS，在含有 5% CO_2 的培养箱中培养。处理的时间和药物的浓度参见"实验结果"相关内容。重组 GDF11 蛋白购自 PeproTech，根据说明书，GDF11 使用前由无菌超纯水溶解。对照组的细胞用相同体积的无菌超纯水处理。

（四）蛋白质印迹法分析

用 RIPA 裂解液（上海碧云天生物技术股份有限公司）裂解细胞，在 4 ℃下以 13500 r/min 离心 15 min，然后收集上清液，用 BCA 蛋白浓度测定试剂盒测定蛋白质浓度。蛋白质被应用于 10% SDS-PAGE 凝胶，转移到聚偏二氟乙烯（PVDF）膜上。用 5% 的脱脂牛奶封闭

（4 ℃，2 h）后，在 4 ℃下用适当的一抗（1∶500）和 β-肌动蛋白（1∶1000）对膜进行孵育过夜。用 PBS 洗 3 次后，在室温下用与 HRP 结合的小鼠抗兔 IgG（1∶1000）孵育 1 h，然后用化学发光试剂盒按照说明书要求进行化学发光检测。用适当的一抗和二抗孵育后，用 ChemiDoc™触摸成像系统（Bio-Rad）和 Image Lab™触摸软件（1.2 版）对蛋白质印迹条带进行定量。

（五）MTT 法检测

通过 MTT 测定（Biosharp，中国上海）评估细胞活力，测量活细胞中线粒体琥珀酸脱氢酶的活性。细胞经胰蛋白酶处理后被放入 96 孔板中。贴壁后，用基础培养基替换完全培养基 12 h。处理时间和药剂浓度参见"实验结果"相关内容。在 37 ℃培养一定时间后，每孔加入 100 μL 含有 0.5 g/L MTT 的 DMEM 培养 4 h，然后抽吸去除培养基，接着加入 50 μL DMSO。在 37 ℃孵育 10 min 后，用微板阅读器测量每个样品在 490 nm 波长处的吸光度。

（六）数据分析

数据以平均值±标准误表示。显著性是通过使用学生 t 检验或单因素方差分析，然后用 Holm-Sidak 方法确定的。数据的统计分析使用 GraphPad Prism 5 软件进行。$P<0.05$ 表示差异有统计学意义且显著。

二、实验结果

（一）在肝癌细胞和正常肝细胞中，GDF11 的表达水平下降

肝癌的发病率呈上升趋势，然而，肝癌的发病机制仍不清楚。肝癌的早期诊断很重要。关于肝癌的肿瘤标志物的研究有很多。目前，甲胎蛋白（AFP）是最广泛用于肝癌早期检测的肿瘤标志物。除了 AFP 外，甲胎蛋白异质体（AFP-L3）和鳞状细胞癌抗原（SCCA）被用于肝癌的早期诊断，热休克蛋白 70（HSP70）、TGF-β、miR-500/29/112 被用于肝癌的预后判断。然而，这些肿瘤标志物的特异性和敏感性并不令人满

意。因此，在研究中，我们探讨 GDF11 是否可能是肝癌的一个新的肿瘤标志物。我们采用 10 例肝癌患者的配对组织样本来检测 GDF11 的表达水平。结果显示，人类肝癌组织中 GDF11 的表达水平与正常肝组织相比，在 mRNA 上有所下降（$P<0.05$）（图 3-1 (a)）。为了验证这一结果，我们查阅了 Oncomine 数据库，根据数据库信息，GDF11 的表达水平也有所下降（图 3-1 (b)）。由于 GDF11 的表达水平在临床肝癌组织样本中较低，我们评估了 GDF11 mRNA 水平在肝癌细胞中是否比在正常肝细胞中下调。在体外，我们比较了肝癌细胞（SMMC-7721 和 HepG2）和正常肝细胞（L-O2）中 GDF11 mRNA 和蛋白的表达水平。根据图 3-1 (c) (d)，GDF11 mRNA 和蛋白的表达水平在肝癌细胞中明显下降。这些结果表明，GDF11 可能是肝癌的抑制性调节因子，接着我们研究了 GDF11 在肝癌体外实验中的作用机制。

（二）GDF11 激活了 HepG2 细胞中的 Smad2/3 信号通路并降低了 HepG2 细胞的活力

激活 Smad2/3 信号通路是 TGF-β 超家族成员的典型作用，因此我们首先检测 GDF11 是否激活了 HepG2 细胞中的 Smad2/3 信号通路。我们用 GDF11（50 ng/mL 和 100 ng/mL）处理 HepG2 细胞 15 min 和 1 h，结果显示，GDF11 与对照组相比，p-Smad2 和 p-Smad3 水平明显增高（图 3-2 (a)）。此外，由 GDF11 激活的 Smad3 被 Smad3 抑制剂 SIS3

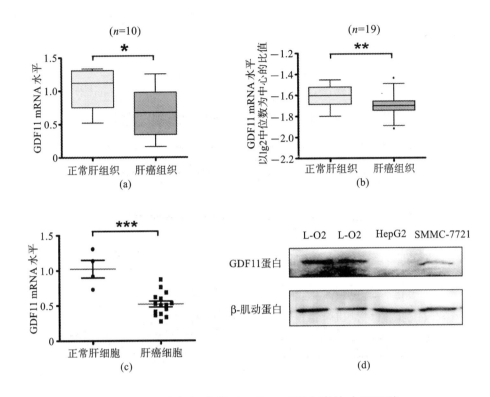

图 3-1　肝癌组织中的 GDF11 mRNA 表达水平下降

(a) 10 例肝癌患者的肝癌组织和正常肝组织的 GDF11 mRNA 表达。肝癌组织的 GDF11 mRNA 表达水平明显低于正常肝组织。$*P < 0.05$ vs. 正常肝组织，$n=10$。（b）Oncomine 数据显示 GDF11 在正常肝组织与肝癌组织中的表达。$**P < 0.01$ vs. 正常肝组织，$n=19$。（c）GDF11 mRNA 在正常肝细胞和肝癌细胞（HepG2 和 SMMC-7721）中的表达。$***P < 0.001$ vs. 正常肝细胞。（d）GDF11 蛋白在正常肝细胞和肝癌细胞（HepG2 和 SMMC-7721）中的表达。

（5 μmol/L）所抑制（图 3-2（b））。Smad2/3 信号通路参与了肿瘤的发生和（或）发展。Smad2 基因突变存在于许多癌症病程中。Smad2 作为肿瘤抑制因子，介导 TGF-β 诱导的肿瘤抑制作用。因此，GDF11 可能通过激活 Smad2/3 信号通路来抑制肝癌的发生。同时，我们用 GDF11（50 ng/mL 和 100 ng/mL）分别处理 HepG2 细胞和 SMMC-7721 细胞。

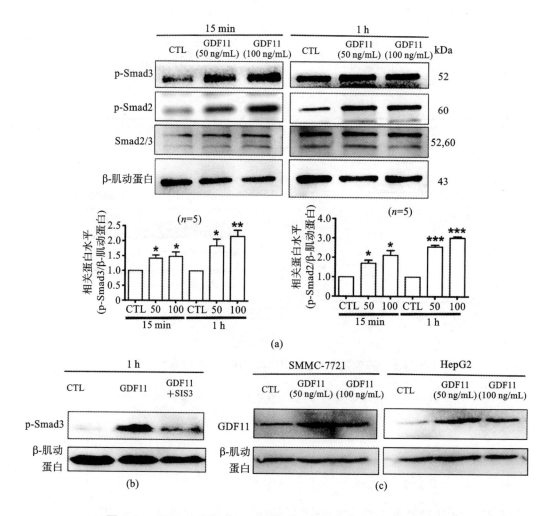

图 3-2　GDF11 使 HepG2 细胞中 p-Smad2/3 蛋白水平增高

（a）GDF11（50 ng/mL 和 100 ng/mL）处理 HepG2 细胞 15 min 和 1 h。GDF11 处理后，HepG2 细胞中 Smad2/3 的磷酸化增加。﹡$P < 0.05$ vs. CTL，﹡﹡$P < 0.01$ vs. CTL，﹡﹡﹡$P < 0.001$ vs. CTL，$n = 5$。（b）用 Smad3 抑制剂 SIS3（5 μmol/L）抑制激活的 Smad3。（c）重组 GDF11 使 SMMC-7721 细胞和 HepG2 细胞中 GDF11 蛋白表达水平增高。

根据图 3-2（c），GDF11 可以使 GDF11 在 HepG2 和 SMMC-7721 细胞中的表达水平明显增高。为了验证 GDF11 在体外实验中是否具有抑制作用，我们采用两种不同浓度（50 ng/mL 和 100 ng/mL）的 GDF11 处理 HepG2 细胞，并分别在处理后的 24 h、48 h 和 72 h 进行观察和评估。我们对 SMMC-7721 细胞进行同样的处理。在早期，GDF11 不影响细胞活力，而在 72 h 后，HepG2 细胞活力明显下降（图 3-3（a））。对于 SMMC-7721 细胞，我们得到类似的结果（图 3-3（b））。这些实验结果与我们在 CDNA 微阵列法中观测到的 GDF11 在临床组织样本和肝癌细胞中的表达模式一致。

三、讨论

探索新的肿瘤标志物对肝癌的诊断和治疗非常重要。据报道，GDF11 在肝脏中表达，并在肝脏发育中发挥作用。mRNA 微注射可使 GDF11 过量表达，导致出现肝脏表型，这表明 GDF11 可能通过抑制肝细胞增殖而抑制肝脏发育的生长/扩张阶段。这一结果提示我们思考 GDF11 在肝癌组织中是否有类似的作用。有研究证明 GDF11 可能参与了癌症的发展过程。Yokoe 等认为 GDF11 促进结直肠癌的发展。他们发现 GDF11 mRNA 的表达在结直肠癌组织中增加，GDF11 mRNA 高表达的患者预后较差。HDAC 是抑制 GDF11 基因表达的关键转录调节

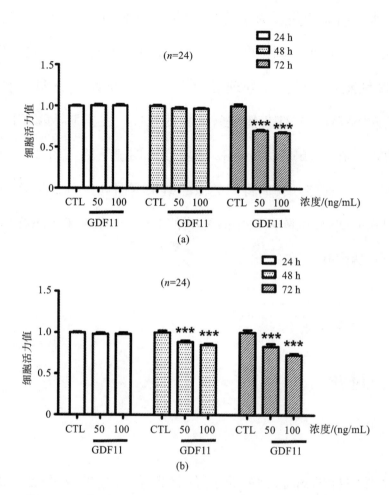

图 3-3 用 GDF11 长时间处理 HepG2 和 SMMC-7721 细胞后细胞活力降低

（a）GDF11（50 ng/mL 和 100 ng/mL）处理 HepG2 细胞 24 h、48 h 和 72 h，72 h 时细胞活力下降，而 24 h 和 48 h 时细胞活力没有变化。＊＊＊$P<0.001$ vs. CTL。（b）GDF11（50 ng/mL 和 100 ng/mL）处理 SMMC-7721 细胞 24 h、48 h 和 72 h，48 h 时和 72 h 时细胞活力下降，而 24 h 时细胞活力不变。

因子，可以促进动物的癌细胞生长。一些 HDAC 抑制剂（如伏立诺他（SAHA）、罗米地辛、贝利司他和帕比司他）已经被 FDA 批准用于治疗癌症。其机制可能包括 HDAC 抑制剂通过抑制 HDAC 活性和激活 GDF11 的表达来抑制癌细胞的异常生长。由此可见，GDF11 在癌症治疗中的作用存在争议。我们通过实验研究了 GDF11 在肝癌中的作用（GDF11 是癌细胞的促进因子还是抑制因子）。我们首先检测了肝癌组织与正常肝组织中 GDF11 mRNA 的表达水平，同时评估了正常肝细胞和肝癌细胞中 GDF11 mRNA 和蛋白的表达水平。在体外实验中，我们观察了 GDF11 对肝癌细胞（HepG2 和 SMMC-7721）生存能力的影响。在本研究中，我们发现与正常肝组织相比，GDF11 在肝癌组织中的表达水平下降，这与 Oncomine 数据库信息的结果类似。这些实验数据与肝癌细胞的研究结果相吻合，均显示 GDF11 在肝癌细胞中的表达水平显著下调。在体外，重组 GDF11 可能通过激活 Smad2/3 信号通路导致 HepG2 和 SMMC-7721 细胞在长期治疗后活力下降。事实证明，GDF11 可以上调多种细胞（如多能干细胞分化的心肌细胞、人类骨骼肌细胞和人脐静脉内皮细胞）中 p-Smad3 的表达水平，以调节细胞增殖和肌肉再生。GDF11 激活的磷酸化 Smad2/3 与 Smad4 形成的复合物导致核转位，从而通过影响基因表达来调节细胞功能。可能的信号通路见图 3-4。

我们采用了 10 组人类肝癌组织和相应的正常肝组织样本。这些样本的特点是病理分级为 II，年龄在（57.0±7.77）岁，无远处转移，无周围神经侵犯，美国癌症联合委员会（AJCC）临床分期为 1~2 期，见表 3-1。在这些肝癌组织中，GDF11 mRNA 的表达水平与邻近的正常肝

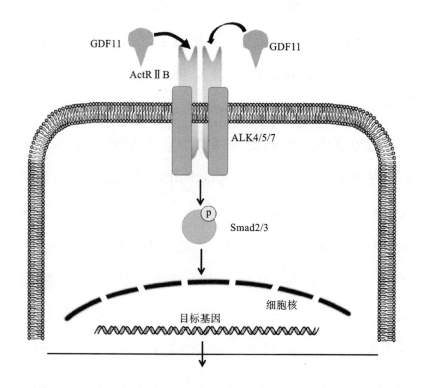

图 3-4 GDF11 在肝癌中的抑癌功能

组织相比有所下降。然而，Yokoe 等发现 GDF11 mRNA 在结直肠癌组织中的表达水平升高，并且 GDF11 高表达的癌症患者淋巴结转移率和癌症相关死亡率较高。这种存在分歧的结果可能是由于 TGF-β 超家族成员的双重作用。在早期癌症中，TGF-β 信号通路抑制癌症发展，而随着癌症的发展，TGF-β 信号通路转而促进癌症转移。因此，需进一步研究调节肝癌细胞死亡和细胞增殖的分子机制，此外，还要研究 GDF11 在肝癌晚期表达水平的变化。

总之，我们发现 GDF11 激活了 Smad2/3 信号通路并抑制了肝癌细胞的生存。cDNA 微阵列和 Oncomine 数据库的数据分析显示，GDF11 mRNA 在肝癌组织中的表达水平与正常肝组织相比呈下降趋势，这与肝癌细胞的表达结果相似。因此，GDF11 可能是肝癌患者一个新的肿瘤标志物。

表 3-1　10 例肝癌患者的临床病理变量

参　数	样　本　数　量
性别	
男性	9
女性	1
病理等级	II
肿瘤部位	
右半肝	7
左半肝	3
神经侵犯	
不存在	6
未知的	4
血管侵犯	
不存在	4
现有的	3
未知的	3
AJCC	
1 期	4
2 期	3
未知	3

患者年龄范围为（57.0±7.77）岁。

第三节　实验研究二

一、实验材料与方法

（一）仪器与试剂

本研究所需的肝癌细胞（MHCC97-H 和 HCCLM3）由重庆市抗肿瘤天然药物工程技术研究中心提供。

主要试剂及仪器如表 3-2、表 3-3 所示。

表 3-2 主要试剂

试 剂 名 称	生产公司（或品牌）
CCK-8 试剂盒	上海碧云天生物技术股份有限公司
SDS-PAGE 凝胶配制试剂盒	上海碧云天生物技术股份有限公司
BCA 蛋白浓度测定试剂盒	上海碧云天生物技术股份有限公司
DMEM 培养基	Gibco
FBS	Gibco
青霉素-链霉素溶液	上海碧云天生物技术股份有限公司
胰蛋白酶细胞消化液	上海碧云天生物技术股份有限公司
PBS 粉末	Biosharp
RIPA 裂解液	上海碧云天生物技术股份有限公司
DMSO	上海碧云天生物技术股份有限公司
SDS-PAGE 蛋白上样缓冲液	上海碧云天生物技术股份有限公司
β-肌动蛋白抗体	上海碧云天生物技术股份有限公司
一抗	上海碧云天生物技术股份有限公司
辣根过氧化物酶	上海碧云天生物技术股份有限公司
琼脂糖	上海碧云天生物技术股份有限公司
QuickBlock 封闭液	上海碧云天生物技术股份有限公司
MTT	上海碧云天生物技术股份有限公司
NAC（抗氧化剂）	上海碧云天生物技术股份有限公司
流式试剂盒	美国 Medchem Express 生物科技公司

表 3-3　主要仪器

仪 器 名 称	型　号	生 产 公 司
超净工作台	SW-CJ-2FD	苏州安泰空气技术有限公司
研究级荧光倒置显微成像系统	DMI8	德国徕卡公司
立式压力蒸汽灭菌锅	lX-C50l	江苏华泰医疗器械有限公司
细胞培养箱	MCO-15AC	日本三洋公司
高速冷冻离心机	H1850R	上海利鑫坚离心机有限公司
高速离心机	H-1850	湘仪离心机仪器有限公司
酶标分析仪	DNM-9602A	北京普朗新技术有限公司
超声波细胞粉碎机	JY92-11	宁波新芝生物科技股份有限公司
免染型蛋白印迹检测分析系统	ChemiDoc Touch	山东伯乐生物科技有限公司
临床分析型三激光流式细胞仪	DXFlex	贝克曼生物科技（北京）有限公司
纯水仪	Master-E	上海和泰仪器有限公司
电泳仪	EPS-300	上海天能科技有限公司
多功能水平电泳槽	HE-120Gen	上海天能科技有限公司
全能型蛋白快速转膜仪	Trans-Blot Turbo	山东伯乐生物科技有限公司

（二） 实验方法

1. 细胞培养

将装有肝癌细胞（MHCC97-H 和 HCCLM3）的冻存管放入水浴恒温振荡箱，待解冻后移入离心管，加入等体积的完全培养基，待离心后保留细胞沉淀，加入适量含血清的完全培养基，轻柔地吹打，制备单细胞悬液，缓慢地加入至培养瓶或 6 孔板中进行培养，置于 37 ℃、含 5% CO_2 的孵箱内培养，定期观察所培养细胞的形态及生长状况，对处于对数生长期的细胞可以进行传代培养。在进行细胞培养前，需要对所用耗材、试剂和样品等进行灭菌操作。在传代培养过程中，应尽可能地清除原培养液中残留的血清成分，对于暂不需要使用的细胞，可以冻存，以确保后续实验的正常进行。

2. 细胞拍照计数

在培养瓶中培养肝癌细胞（MHCC97-H 和 HCCLM3），并定期观察两种细胞的生长状态。当细胞处于对数生长期且覆盖瓶底达到 60%～

70％或以上密度时，使用移液枪小心弃去培养瓶中的培养液。随后，用移液枪吸取适量的无菌 PBS，轻柔地清洗 2 次，并加入等量适宜的培养液于每个培养瓶中。在第一个培养瓶中使用含 DMSO 的完全培养基作为实验的对照组，接着，向其他的培养瓶中加入浓度分别为 50 ng/mL、100 ng/mL 的 GDF11。加入 GDF11 处理后，即刻将培养瓶置于倒置显微镜下拍照并保存照片，得到加药处理 0 h 时的细胞生长数量照片。拍完后将培养瓶放回 37℃、含 5％CO_2 的孵箱中继续培养，待 24 h 后将培养瓶取出，置于倒置显微镜下拍照，保存照片，即可得到不同浓度的 GDF11 在处理 24 h 后的细胞生长状态及数量。每次拍照后保存 5～8 张，并将照片重命名以标记。利用 Image-Pro Plus 软件对照片上的细胞进行计数统计（$P < 0.05$）。

3. CCK-8 法检测细胞增殖

对冻存的细胞进行复苏后，加入适量的完全培养基，将其置于 37℃、含 5％CO_2 的孵箱中培养，并定期观察、换液和传代。随后，选取生长状态良好的细胞进行后期实验，将其接种于 96 孔板中，并将其分为对照组和浓度分别为 50 ng/mL、100 ng/mL 的 GDF11 实验组。每孔中加入约 100 μL 细胞培养液，并设置 6 个平行复孔，置于 37℃、含 5％CO_2 的孵箱中培养。同时，在周围加入 PBS 以防边缘效应。将 96 孔板分别标记为 24 h 组、48 h 组、72 h 组。在细胞贴壁后，开始计时。分别在计时开始后的 24 h、48 h、72 h，取对应的 96 孔板，每孔加入

10 μL CCK-8 试剂，继续在 37℃、含 5% CO_2 的孵箱培养 2 h。2 h 后取出 96 孔板准备检测，用自动酶标仪 Bio-Rad 检测每个孔在 450 nm 波长处的吸光度，分别测定不同细胞组设置的 6 个平行复孔的吸光度并取平均值，计算细胞增殖活力并进行统计分析（$P < 0.05$）。

4. 转录组学实验

用 GDF11 处理肝癌细胞（MHCC97-H 和 HCCLM3）后，确认细胞是否具有完整性以及生长状态是否良好。在生长状态良好、细胞完整时，使用移液枪将培养瓶或培养皿中的旧培养液弃去，然后利用预冷的 PBS 清洗 2~3 次，根据培养瓶或培养皿中的细胞数量适量添加 TRIzol 试剂裂解细胞，并进行吹打以使其充分裂解，然后收集 RNA 样品，并将其保存于 −80℃ 冰箱。细胞经过 RNA 提取、纯化、建库后，进行二代测序。将过滤后的原始机外数据中的高质量序列与人类参考基因组中的序列进行匹配。根据比对结果估计每个基因的表达量，然后进行表达差异分析、富集分析和聚类分析。

5. 流式细胞术

取处于对数生长期细胞接种于 6 孔板中，加入 2 mL 浓度分别为 50 ng/mL 和 100 ng/mL 的 GDF11，继续孵育培养，观察，待细胞贴壁铺满 6 孔板后，离心收集细胞沉淀，离心弃去上清液，用 PBS 洗涤细胞

2～3次。在细胞沉淀中加入少量 PBS 重悬细胞。将悬浮细胞加入 4 ℃ 预冷的 75％乙醇中进行固定，轻轻均匀吹打。4 ℃ 孵育 24 h，用 PBS 洗涤 2 次。加入核糖核酸酶 A 和碘化丙啶（1∶9）重悬细胞，室温下避光孵育 1 h。加入乙醇，低温过夜固定，隔天再次离心后留取细胞沉淀，用含有 GDF11 的培养基培养细胞，48 h 后用预冷的 PBS 洗涤 2 次，将 5×10^5 个细胞悬浮于 200 μL 结合缓冲液中。另取 195 μL 结合缓冲液与 5 μL Annexin V-FITC 溶液混匀，然后用流式细胞仪测定细胞周期。

6. 透射电子显微镜

取 GDF11 孵育生长情况良好的细胞 48 h，用胰蛋白酶消化细胞，然后用 PBS 洗涤 2 次后，收集细胞，以 1000 r/min 离心 5 min，用 1 mL 2.5％戊二醛固定液固定 1 h，再用 1％ OsO_4 固定 1 h。对样品进行乙醇脱水、环氧树脂包埋、切片、醋酸铀和柠檬酸铅染色。在 JEM-1200EX 透射电子显微镜下观察超薄切片。

7. 蛋白质印迹法

在用 GDF11 孵育之前，我们先处理了肝癌细胞（MHCC97-H 和 HCCLM3），并收集了这些细胞的蛋白样品。根据配方配制不同的分离胶和浓缩胶，制好胶后，依次进行电泳、转膜、封闭。将 PVDF 膜置于

一抗溶液中 4 ℃孵育过夜。使用 TBST 清洗 PVDF 膜后，加入二抗孵育
1 h。采用电致化学发光法检测。用 Bio-Rad 酶标分析仪检测蛋白条带的光
密度值，β-肌动蛋白作为内参。

二、实验结果与分析

（一）GDF11 在肝癌细胞中的表达水平以及通路的激活

首先，我们查阅 Oncomine 数据库，结果显示 GDF11 在肝癌细胞中
的表达水平下降（图 3-5（a））。然后，我们在 15 例肝癌患者配对样本
中检测 GDF11。通过免疫组化实验研究，我们发现 GDF11 在肝癌组织
中的表达水平显著低于癌旁正常肝组织（图 3-5（b））。与正常肝细胞相
比，肝癌细胞（MHCC97 H 和 HCCLM3）中 GDF11 蛋白表达水平显
著降低（图 3-5（c）（d））。

体外培养肝癌细胞，用重组人源 GDF11 孵育肝癌细胞（MHCC97-H
和 HCCLM3）。图 3-6（a）结果显示 GDF11 处理均能增加肝癌细胞中
GDF11 蛋白的表达。用 GDF11 处理肝癌细胞后检测 p-Smad2/3，结果
如图 3-6（b）所示，GDF11 可以通过增加 p-Smad2/3 来激活 Smad2/3
信号通路。将 β-肌动蛋白作为内参，在 SIS3 孵育后检测 Smad3 蛋白表

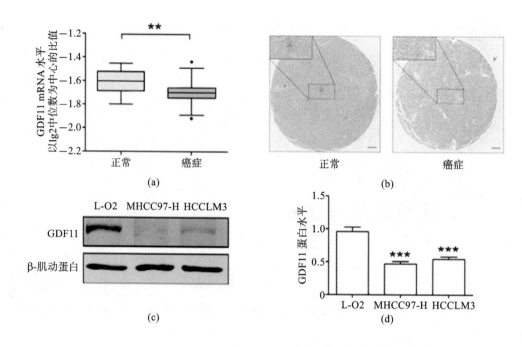

图 3-5 GDF11 在肝癌中的表达降低

（a）Oncomine 数据库显示 GDF11 在正常肝细胞和肝癌细胞（$P = 0.01$）中的表达水平，$**P < 0.01$ vs. CTL，$n=19$；（b）GDF11 在 15 例肝癌患者癌组织和正常肝组织配对样本中的表达情况，$n=15$；（c）（d）GDF11 在正常肝细胞和肝癌细胞中的表达，$n=3$。L-O2，人正常肝细胞。$***P < 0.001$ vs. CTL。

达，可见 Smad3 抑制剂 SIS3 可有效降低细胞中 Smad3 的表达水平（图 3-6（c））。以上结果证实了重组人源 GDF11 处理肝癌细胞的有效性。

（二）GDF11 处理肝癌细胞后的细胞数量和细胞活力

待细胞几乎长满整个 6 孔板或培养瓶时，用 50 ng/mL 和 100 ng/mL

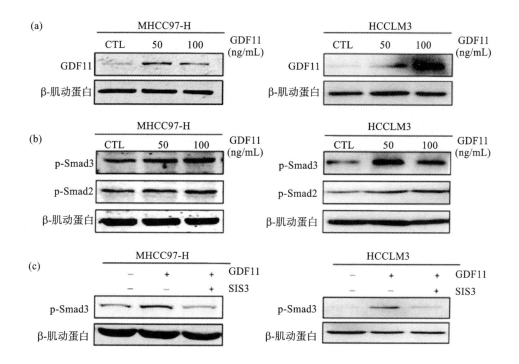

图 3-6　GDF11 激活肝癌细胞中 Smad2/3 信号通路

（a）GDF11（50 ng/mL 和 100 ng/mL）孵育肝癌细胞 15 min 后，通过蛋白质印迹法检测 GDF11 蛋白表达；（b）GDF11 处理肝癌细胞后检测 p-Smad2/3 蛋白表达；（c）SIS3 孵育后检测 p-Smad3 蛋白表达，内参为 β-肌动蛋白。

的 GDF11 处理肝癌细胞（MHCC97-H 和 HCCLM3），使用倒置显微镜观察发现，处理 24 h 后每组细胞生长形态、数量、大小均有差异，GDF11 剂量依赖性地降低肝癌细胞的数量，改变肝癌细胞的形态（图 3-7（a））。用不同浓度的 GDF11（50 ng/mL 和 100 ng/mL）处理肝癌细胞 24 h、48 h、72 h，通过 CCK-8 法测定不同浓度 GDF11 处理后细胞的吸光度，结果证明，GDF11（50 ng/mL 和 100 ng/mL）显著降低细胞活力（图 3-7（b））。

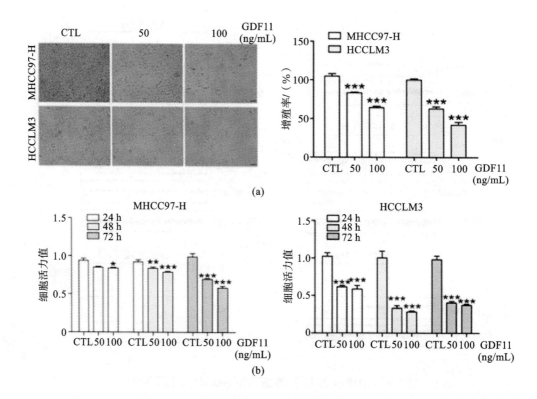

图 3-7 GDF11 抑制肝癌细胞的生长和活力

（a）GDF11（50 ng/mL 和 100 ng/mL）处理肝癌细胞 48 h 后进行细胞计数，$n = 8$。

（b）GDF11（50 ng/mL 和 100 ng/mL）处理肝癌细胞 24 h、48 h、72 h 后，CCK-8 法检测细胞活力（$P = 0.01$），$n = 12$。* $P < 0.05$ vs. CTL，* * $P < 0.01$ vs. CTL，* * * $P < 0.001$ vs. CTL。

由于许多抗癌药物通过抑制细胞周期来杀死癌细胞，因此我们检测了 GDF11 在肝癌细胞中的作用。流式细胞术分析结果显示，用 GDF11 处理肝癌细胞（MHCC97-H 和 HCCLM3）后，细胞周期未发生显著改变（图 3-8）。

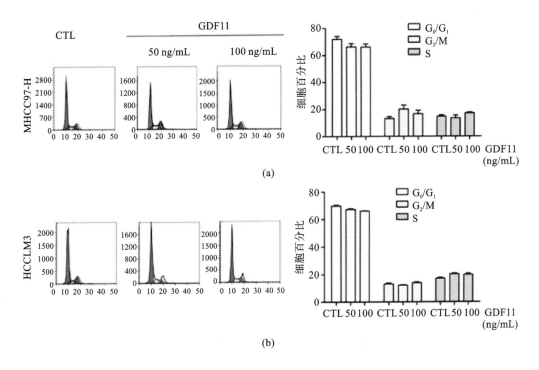

图 3-8　GDF11 对肝癌细胞（MHCC97-H 和 HCCLM3）细胞周期的影响

（三）细胞凋亡信号通路参与 GDF11 抑制肝癌作用

　　我们对肝癌细胞经 GDF11 处理后细胞凋亡的能力及差异表达基因的功能进行富集分析，利用 R 语言的 ggplot2 软件绘制差异表达基因的火山图。

　　用 GDF11（100 ng/mL）处理 MHCC97-H 细胞。两条虚线为双重差分的阈值（$P = 0.05$）。红色点代表上调基因，蓝色点代表下调基因，灰色点代表非差异表达基因。火山图显示基因分布、基因表达多重差异、显著性结果（图 3-9）。GDF11 处理肝癌细胞后，有 39 个基因发生变化：30 个基因表达水平上调（$P < 0.05$），9 个基因表达水平下调（$P < 0.05$）。

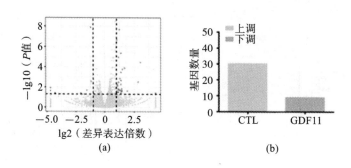

图 3-9　差异表达基因的火山图

我们对 MHCC97-H 细胞表达基因进行 KEGG 通路富集分析，由分析结果图（图 3-10（a)）可知，GDF11（100 ng/mL）处理后 MHCC97-H 细胞表达基因主要与细胞凋亡通路有关。细胞凋亡通路参与细胞死亡过程，且是调控细胞死亡的主要过程之一。

我们检测了 GDF11 处理后的凋亡相关蛋白，以证实 GDF11 对细胞凋亡的影响。蛋白质印迹法（Western blot，WB）结果显示（图 3-10（b)），GDF11 影响细胞凋亡相关蛋白 cleaved PARP、cleaved-Caspase-3、Bcl-2 和 Bax 的表达；通过流式细胞仪的 Annexin V-FITC/PI 细胞凋亡实验发现 GDF11 诱导晚期细胞凋亡（图 3-10（c)（d)）；透射电子显微镜的观察结果显示，GDF11 诱导的细胞凋亡所致形态改变，包括染色质固缩、细胞膜鼓泡、细胞皱缩和细胞凋亡小体形成等（图 3-10（e)）。

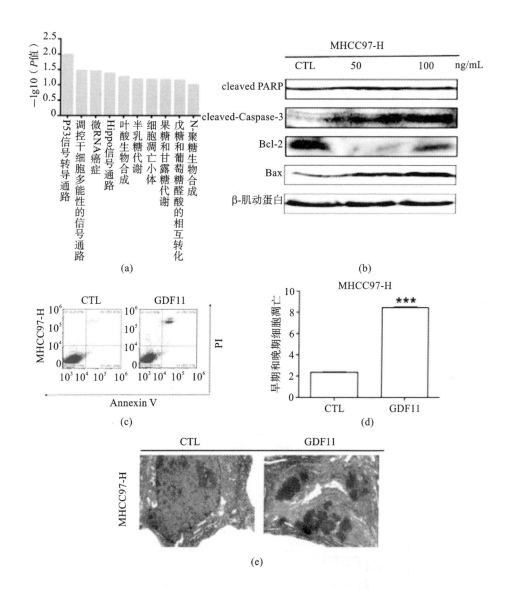

图 3-10 GDF11 处理肝癌细胞后对细胞凋亡的能力及差异表达基因的功能进行富集分析

（a）MHCC97-H 细胞基因的 KEGG 通路富集分析；（b）通过 WB 检测 MHCC97-H 细胞 48 h 凋亡相关蛋白表达水平，β-肌动蛋白作为内参；（c）（d）流式细胞仪检测 GDF11 对 MHCC97-H 细胞早期和晚期凋亡进程的影响，＊＊＊$P<0.001$ vs. CTL，$n=3$；（e）GDF11 处理细胞后用透射电子显微镜观察结果。

（四）GDF11 激活 ROS-JNK 信号通路

已有研究表明 ROS-JNK 信号通路参与细胞凋亡。通过流式细胞术检测经 GDF11 处理后的 MHCC97-H 和 HCCLM3 细胞内 ROS 水平，结果表明，GDF11 可以剂量依赖的方式使细胞内 ROS 水平升高（图 3-11）。

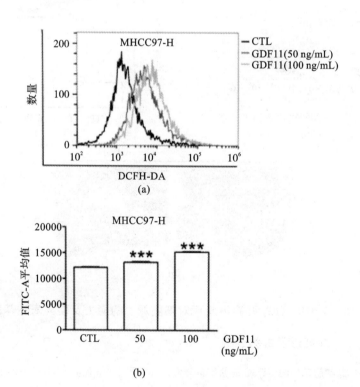

图 3-11　流式细胞术检测经 GDF11 处理后的 MHCC97-H 细胞内 ROS 水平

（a）流式细胞术检测经 GDF11（50 ng/mL 和 100 ng/mL）处理后的 MHCC97-H 细胞内 ROS 水平；（b）ROS 水平统计数据。

同时，使用 WB 检测 MAPK 信号通路（ERK、p38 和 JNK）。图 3-12 显示 GDF11 能显著激活 p-JNK，ROS 抑制剂 NAC 和 JNK 抑制剂 SP600125 可以逆转 GDF11 对肝癌细胞的抑制作用。综上所述，GDF11 可能通过激活 Smad2/3、ROS-JNK 信号通路来诱导细胞凋亡而发挥抗肝癌作用。

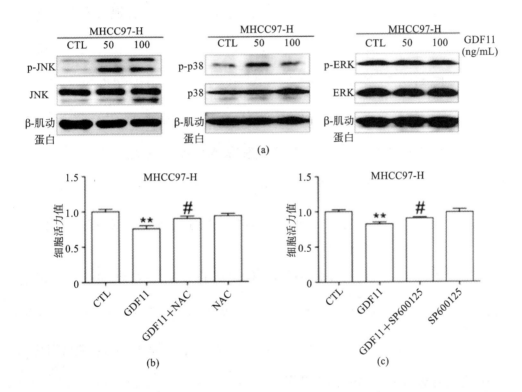

图 3-12 GDF11 激活 ROS-JNK 信号通路

（a）通过 WB 检测 MAPK 孵育 MHCC97-H 细胞 48 h 时的蛋白质表达，β-肌动蛋白为内参。

（b）ROS 抑制剂 NAC 孵育 MHCC97-H 细胞 30 min，GDF11（100 ng/mL）处理 MHCC97-H 细胞 48 h 后，采用 CCK-8 法检测细胞活力，$* * P < 0.01$ vs. CTL，$n = 6$。

（c）JNK 抑制剂 SP600125 孵育 MHCC97-H 细胞 30 min，GDF11（100 ng/mL）处理 MHCC97-H 细胞 48 h 后，采用 CCK-8 法检测细胞活力。$* * P < 0.01$ vs. CTL，$n = 6$。$\# P < 0.05$ vs. CTL。

三、小结与讨论

本研究通过 Oncomine 数据库和组织微阵列分析发现，与邻近的正常肝组织相比，肝癌组织中的 mRNA 和 GDF11 减少。在体外，我们应用重组人源 GDF11 孵育肝癌细胞（MHCC97-H 和 HCCLM3），结果显示，GDF11 能激活 Smad2/3 信号通路，并且对细胞周期有阻滞作用，这一点与许多抗癌药物（如长春新碱和秋水仙碱）相似。本研究探讨了 GDF11 对肝癌细胞的细胞周期的影响，发现 GDF11 不影响细胞周期时相，说明 GDF11 对肝癌细胞的抑制作用不是通过调控细胞周期实现的。

为了研究 GDF11 的作用机制，我们进行了转录组学实验，再通过流式细胞术和 WB 对结果进行验证。结果显示，GDF11 改变了基因的表达，影响了包括细胞凋亡通路在内的通路。p38 MAPK 是细胞内生理和病理信号通路的主要调节因子。JNK（JNK1、JNK2 和 JNK3）调节细胞增殖、分化和凋亡。ERK 家族有 5 种亚型（ERK1～ERK5），是维持细胞稳态的关键。ERK 有数百种底物参与细胞增殖、分化、凋亡。在研究中我们发现，GDF11 可以激活 JNK 信号通路，由此推测 GDF11 在肝癌细胞中通过调控 ROS-JNK 信号通路抑制肿瘤生长。

我们发现 GDF11 在肝癌细胞中通过激活 Smad2/3 信号通路，抑制细胞活力。与正常肝组织相比，GDF11 的转录和翻译水平在肝癌组织中下调，其可能的机制是通过 ROS-JNK 信号通路来诱导细胞凋亡。这些数据表明 GDF11 可能是肝癌患者的一种新型肿瘤标志物。

参考文献

[1] Gamer L W, Wolfman N M, Celeste A J, et al. A novel BMP expressed in developing mouse limb, spinal cord, and tail bud is a potent mesoderm inducer in Xenopus embryos[J]. Dev Biol,1999, 208(1):222-232.

[2] Tsuda T, Iwai N, Deguchi E, et al. PCSK5 and GDF11 expression in the hindgut region of mouse embryos with anorectal malformations[J]. Eur J Pediatr Surg,2011, 21(4):238-241.

[3] Smith S C, Zhang X X, Zhang X Y, et al. GDF11 does not rescue aging-related pathological hypertrophy [J].Circ Res, 2015, 117(11):926-932.

[4] Loffredo F S, Steinhauser M L, Jay S M, et al. Growth differentiation factor 11 is a circulating factor that reverses age-related cardiac hypertrophy[J]. Cell,2013, 153(4):828-839.

[5] Farooq M, Sulochana K N, Pan X, et al. Histone deacetylase3 (hdac3) is specifically required for liver development in zebrafish [J]. Dev Biol,2008, 317(1):336-353.

[6] Zhang X, Wharton W, Yuan Z, et al. Activation of the growth-

differentiation factor 11 gene by the histone deacetylase（HDAC）inhibitor trichostatin A and repression by HDAC3［J］. Mol Cell Biol,2004, 24(12):5106-5118.

［7］ Alvarez C, Aravena A, Tapia T, et al. Different Array CGH profiles within hereditary breast cancer tumors associated to BRCA1 expression and overall survival［J］. BMC Cancer, 2016, 16:219.

［8］ Baig J A, Alam J M, Mahmood S R, et al. Hepatocellular carcinoma（HCC）and diagnostic significance of A-fetoprotein (AFP)［J］. J Ayub Med Coll Abbottabad,2009, 21(1):72-75.

［9］ Dwivedi S K D, McMeekin S D, Slaughter K,et al. Role of TGF-β signaling in uterine carcinosarcoma［J］. Oncotarget,2015, 6(16):14646-14655.

［10］ Levy L, Hill C S. Alterations in components of the TGF-β superfamily signaling pathways in human cancer［J］. Cytokine Growth Factor Rev,2006, 17(1-2): 41-58.

［11］ Prunier C, Ferrand N, Frottier B, et al. Mechanism for mutational inactivation of the tumor suppressor Smad2［J］. Mol Cell Biol,2001, 21(10):3302-3313.

［12］ Yang J, Wahdan-Alaswad R,Danielpour D. Critical role of Smad2 in tumor suppression and transforming growth factor-β-induced apoptosis of prostate epithelial cells［J］. Cancer Res,2009, 69(6):2185-2190.

[13] Li Y，Seto E. HDACs and HDAC inhibitors in cancer development and therapy[J]. Cold Spring Harb Perspect Med，2016，6(10)：a026831.

[14] Egerman M A，Cadena S M，Gilbert J A，et al. GDF11 increases with age and inhibits skeletal muscle regeneration[J]. Cell Metab，2015，22(1)：164-174.

[15] Lebrun J J. The dual role of TGFβ in human cancer：from tumor suppression to cancer metastasis[J]. ISRN Mol Biol，2012，2012：381428.

[16] 中华人民共和国国家卫生健康委员会. 原发性肝癌诊疗指南(2022版)[J]. 肿瘤防治研究，2022，49(3)：251-276.

[17] Cai A，Schneider P，Zheng Z M，et al. Myogenic differentiation of human myoblasts and Mesenchymal stromal cells under GDF11 on Poly-ε-caprolactone-collagen Ⅰ-Polyethylene-nanofibers[J]. BMC Mol Cell Biol，2023，24(1)：18.

[18] 顾梅,裴小锐,常京豪,等. 血清 sST2、sCD40L、GDF11 在慢性心力衰竭患者中的表达及与心功能的相关性[J]. 西部医学，2021，33(12)：1826-1830.

[19] 张文岚,邢德利,李广生. Smad 蛋白家族与 TGF-β 信号传导[J]. 深圳中西医结合杂志,2003,13(3):178-180.

[20] 张昊驹,黄佛宝,秦浩,等. GDF11 对小鼠神经干细胞增殖及 TGF-β/Smads、Wnt/β-连环蛋白信号通路的影响[J]. 中华神经医学杂志，2017,16(5):433-138.

[21] 侯少丰,李艳丽,徐功玉,等.斑马鱼胚胎发育过程中 TGF-β1 基因的表达特征分析[J].水生生物学报,2014(6):1054-1061.

[22] 张菊萍,史业辉,贾勇圣,等.GDF11 对肝细胞癌 SMMC-7721 细胞增殖能力及顺铂敏感度的影响[J].肿瘤防治研究,2016,43(6):459-462.

[23] 张菊萍.GDF11 抑制肝癌细胞增殖作用的研究[D].天津:天津医科大学,2016.

[24] 张永慧,瞿艳,牟金阿哥,等.GDF11 在结肠癌中的表达和作用研究[J].中国药理学通报,2020,36(10):1456-1462.

[25] 彭黎明,王曾礼.细胞凋亡的基础与临床[M].北京:人民卫生出版社,2000.

[26] 胡野,凌志强,单小云.细胞凋亡的分子医学[M].北京:军事医学科学出版社,2002.

[27] 彭伟,骆泓洁,元小冬.死亡受体介导的细胞凋亡研究进展[J].生命的化学,2016,36(5):629-632.

[28] 纪文婷.重组人肿瘤坏死因子相关的凋亡诱导配体的表达、分离纯化及其生物活性研究[D].合肥:合肥工业大学,2007.

[29] 杨连君,曹雪涛,于益芝.bcl-2,bax 与肿瘤细胞凋亡[J].中国肿瘤生物治疗杂志,2003,10(3):232-234.

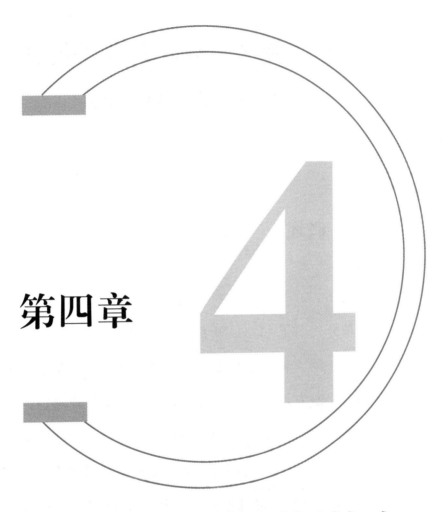

第四章

GDF11 检测新技术与新方法研究

第一节　用于 GDF11 浓度检测的扭转型 光纤 SPR 传感器

一、概述

生长分化因子 11（GDF11）是转化生长因子 β（TGF-β）超家族中的一员，在调节衰老过程及骨骼肌细胞和心肌细胞等的再生方面发挥着重要作用。研究表明，GDF11 浓度随年龄增长而增加，从而对肌细胞再生和卫星细胞扩增有负面影响。然而，Loffredo 等通过研究发现，GDF11 可逆转与衰老相关的心血管重构、肌肉老化和神经老化等。不同学者在 GDF11 的作用机理研究工作中得到了矛盾的结果。各个研究团队对 GDF11 浓度检测的精度不够，其中定量检测困难是重要原因。因此，对人体内的 GDF11 浓度进行检测在医学诊断、疾病预防等方面具有重要意义。

在过去的研究里，与 GDF11 浓度检测相关的报道较少，目前检测 GDF11 浓度的方法主要有两种。第一种方法是酶联免疫吸附试验

（ELISA），其检测原理是酶分子与抗体分子结合从而对抗体进行标记，标记后的抗体与匹配的抗原发生特异性结合，滴加底物溶液后，底物会在酶的作用下发生显色反应，可以运用 ELISA 检测仪分析显色反应。然而，这种检测方法对酶分子活性要求严格，因酶分子活性会影响待测物浓度的检测精度。此外，ELISA 检测仪对显色反应的判读受限于仪器的精度，这同样会影响待测物浓度的测定。第二种方法是荧光免疫分析，其检测原理是将荧光材料与相应的抗原或抗体结合，在荧光显微镜下进行观察，从而对抗原或抗体的性质、定位以及浓度进行分析。然而，荧光信号不稳定、标记效果不佳以及背景噪声过高都会直接影响对结果的判读，造成对待测物浓度标定不准确。因此，如何直接、精确地检测 GDF11 浓度成为亟待解决的问题。

光纤表面等离子体共振（SPR）传感技术作为一种无须对待测物进行标记且传感灵敏度高的技术，被广泛应用于生物传感领域。

利用对光纤进行热熔扭转的微细加工技术，我们设计了一种创新型的光纤包层型 SPR 特异性检测传感器，该传感器能够精确地检测 GDF11 的浓度。光纤扭转结构可用于纤芯光场向包层光场的耦合，并且这种结构易用于生化检测的包层型 SPR 传感器。GDF11 的抗原与抗体在 SPR 传感器表面发生特异性结合后，会直接改变传感器表面的介质折射率，而 SPR 效应对环境折射率变化非常敏感，从而导致 SPR 共振谷发生移动。因此可以根据 SPR 共振谷的移动量标定 GDF11 的浓度，这有望推动 GDF11 在大脑功能发育、抗肿瘤药物研发等领域的应用。

二、传感器结构及原理

(一) 传感器结构及制作

由于厚包层对纤芯光场的约束，普通单模光纤无法实现 SPR 传感。为了将纤芯中的基模耦合到包层中从而与周围环境相互作用，需要对光纤结构进行修改。图 4-1 为传感器结构示意图。传感器结构由左侧的单模光纤以及右侧的大芯径阶跃型折射率多模光纤组成。其中，单模光纤从左至右分别为注光区、扭转区以及 SPR 传感区（传感区部分镀制 50 nm 厚的金属膜），传感区后与阶跃型折射率多模光纤相连接。传感原理：光从左侧的单模光纤的纤芯中注入，当光束传输经过扭转区时，由于该区域的折射率随着光纤扭转而发生重新分布，纤芯中的光向光纤包层耦合，激发光纤的包层高阶模式，获得了泄漏到光纤包层表面的消逝波，纤芯中光分裂为部分纤芯光及部分包层光，分别在纤芯及包层中传输，进入包层中传输的那部分光在 SPR 传感区内的包层-金属膜分界面发生 SPR 后继续向右传输进入阶跃型折射率多模光纤的纤芯内，并最终由光谱仪采集后发送至计算机上进行数据分析。

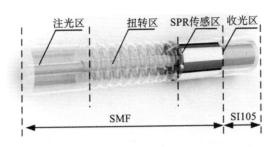

图 4-1 传感器结构示意图

该传感器结构制作过程：首先，取一段长约 1 m 的单模光纤（SMF-28e，Corning），使用米勒钳在光纤中部除去 5 cm 长的涂覆层，并使用蘸有酒精的无纺布擦拭干净；其次，使用光纤熔融拉锥机（全功能科研型-2）在裸纤上制备扭转结构，通过计算机将旋转速度设置为 12000 μm/s，旋转时间设置为 30 s，制备螺距为 130 μm 的扭转光纤；接着，将制作完成的单模扭转光纤从光纤熔融拉锥机上取下，放置于光纤定长切割刀上，在扭转区后 2 cm 将光纤切平；然后，将切割完成的单模扭转光纤放进光纤熔接机（NT-200H，南京诺天通信）中，与经过端面处理的阶跃型折射率多模光纤（SI105/125-22/250）进行同轴焊接；最后，将焊接完的光纤放置于离子溅射仪（ETD-650MS）中，使用内径为 300 μm 的石英套管分别将单模光纤的注光区、扭转区以及阶跃型折射率多模光纤遮挡住，仅在扭转区与收光区之间 2 cm 长的 SPR 传感区上旋转镀制 50 nm 厚的金属膜，即完成扭转型光纤 SPR 传感器的制作。

（二）光束传输路径仿真及光场特性研究

为了验证扭转结构是否能够有效将光纤纤芯中的光耦合进光纤包层，研究者使用 RSoft 仿真软件对单模扭转光纤的透射光场进行了仿真研究，其中，单模光纤包层及纤芯的直径分别设置为 125 μm 和 8 μm，包层、纤芯折射率分别设置为 1.465 和 1.475。由于螺距也是影响纤芯光能否有效发生光耦合的因素，本节选择耦合效果最佳时的螺距（130 μm）作为仿真研究参数，如图 4-2（a）所示。由该图可知，纤芯中的光经过扭转结构时被有效地耦合进了光纤包层，并在光纤包层中稳定向前传输。同样地，本节也研究了不同折射率的扭转光纤的透射光场。其中，渐变型折射率多模光纤包层及纤芯的直径分别设置为 125 μm 和 50 μm，折射率数值与单模光纤设置相同，折射率类型设置为"漫反射"，扭转结构的螺距设置为 130 μm，如图 4-2（b）所示。阶跃型折射率多模光纤包层及纤芯的直径分别设置为 125 μm 和 50 μm，折射率数值与单模光纤设置相同，折射率类型设置为"阶梯型"，扭转结构的螺距设置为 130 μm，如图 4-2（c）所示。观察图 4-2（b）（c）可知，渐变型折射率多模扭转光纤以及阶跃型折射率多模扭转光纤均能有效地将纤芯中的光耦合进光纤包层，激发包层内的高阶模式并稳定向前传输。

基于上述对 3 种扭转光纤的光束传输路径仿真研究，研究者按照探

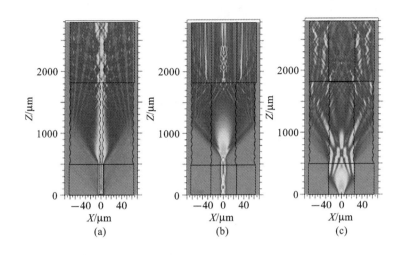

图 4-2　螺距为 130 μm 的不同类型扭转光纤光束传输路径仿真图

(a) SM 扭转光纤；(b) GI50 扭转光纤；(c) SI50 扭转光纤

针制作流程分别制作了螺距为 130 μm 的单模（SM）扭转光纤、渐变型折射率多模（GI50）扭转光纤以及阶跃型折射率多模（SI50）扭转光纤，并分别对扭转加工前与扭转加工后三种类型光纤的光场特性进行对比研究。

观察图 4-3 (a)(b) 可看到，当对 SM 直光纤注入光束时，光束始终被束缚在光纤纤芯中传输，没有发生纤芯模向包层模的耦合现象；当对 SM 扭转光纤纤芯进行正对注入光束时，光纤纤芯模与包层模之间发生耦合，光纤包层模被激发，但光束的能量主要分布在光纤纤芯中，这与仿真结果吻合程度较高。观察图 4-3 (c)(d) 可知，对 GI50 直光纤注入光束时，光纤纤芯中的光能量集中在纤芯中部，没有发生纤芯模向包层模的耦合；对 GI50 扭转光纤注入光束时，光纤纤芯模与包层模之间发生耦合，光纤包层模被激发，但是光束的能量主要分布在光纤纤芯中，与仿真结果吻合良好。观察图 4-3（e）（f）可知，当对 SI50 直光纤注入光束时，光束主要在光纤纤芯中传输；当对 SI50 扭转光纤注入光束时，光束的能量均匀地分布到光纤纤芯以及光纤包层中，光纤纤芯向光纤包层耦合率高，这与光束传输路径仿真研究结果吻合良好。完成扭转光纤的光场特性研究后，将 3 支扭转光纤制成扭转型光纤 SPR 传感器，进行折射率传感实验。

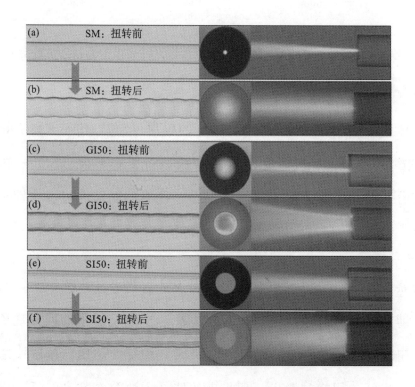

图 4-3　不同类型直光纤、扭转光纤的扭转区、

端面出射光场、侧面出射光场显微图

（a）SM 直光纤；（b）SM 扭转光纤；（c）GI50直光纤；（d）GI50 扭转光纤；

（e）SI50直光纤；（f）SI50 扭转光纤

三、传感器探针参数优化及表面功能化

（一）传感器探针参数优化

研究者在光学平台上搭建了 SPR 折射率传感实验测试系统：使用胶带将传感器探针的传感区固定在光学平台的实验板上，探针左端连接光源，右端连接光谱仪与计算机。实验过程中，光源发射光信号，进入光纤传输，经过传感区时，用胶头移液管将折射率标准溶液滴覆到探针的传感区上激发光纤 SPR，光谱仪收集传感器探针中发生 SPR 的光并发送到计算机中进行数据采集与分析。采集完实验数据后，再次使用胶头移液管将覆着在传感区上的折射率标准溶液吸取干净并倒入废液池中。

对 3 种不同类型的扭转型光纤 SPR 传感器探针进行折射率传感实验测试，在探针的传感区上依次滴覆折射率标准溶液，折射率范围为 1.333～1.385，实验测试结果如图 4-4 所示。

由图 4-4 可知，随着溶液折射率的增加，3 支传感器探针的 SPR 共振谷均向长波方向移动，这说明 3 种类型的扭转型光纤 SPR 传感器均能用于溶液折射率的传感测试。观察图 4-4 （a）～（d）可知，SM 扭转光纤探针的 SPR 共振谷半高宽最窄，折射率传感器平均灵敏度为

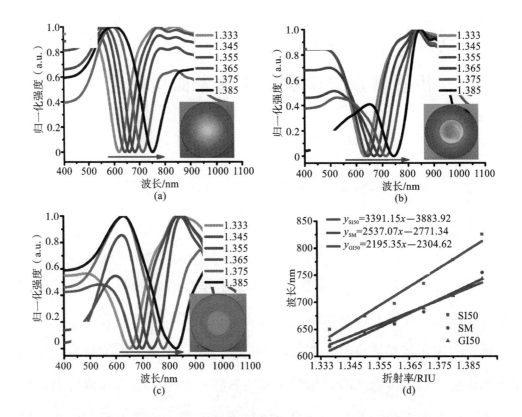

图 4-4 不同类型的扭转型光纤 SPR 传感器探针折射率

传感测试结果及共振波长与折射率的关系曲线

（a）SM 扭转光纤探针；（b）GI50 扭转光纤探针；（c）SI50 扭转光纤探针；（d）共振波长
与折射率的关系曲线

2537.07 nm/RIU；GI50 扭转光纤探针的波形劣化严重，在 1.333～
1.345 折射率范围内，SPR 共振谷移动量较小，此外，该传感器的折射
率平均灵敏度最低，仅为 2195.35 nm/RIU；SI50 扭转光纤探针在折射
率变化范围内，平均灵敏度远远大于另外 2 支传感器探针，达到了
3391.15 nm/RIU，而且 SPR 共振谷移动较为规律。综上分析，鉴于
SI50 扭转光纤探针的优异性能，研究者选择该扭转光纤探针作为传感器
探针，进行 GDF11 溶液浓度检测实验。

（二）传感器探针表面功能化

考虑到在生物传感实验中温度和湿度对蛋白质活性等的影响，所有的实验操作都是在室温 25 ℃ 和相对湿度为 50% 的条件下进行的。为了使 SI50 扭转光纤探针对 GDF11 具有高选择性，并提高抗原与抗体在传感器表面特异性结合的效率，因此，需要对传感器表面进行功能化处理，如图 4-5（a）所示，功能化过程如下。

（1）将镀完金属膜后的 SI50 扭转光纤探针置于食人鱼溶液中以去除探针表面的污物，浸泡 0.5 h 后取出，用去离子水冲洗后吹干；用 1 mg/mL ZIF-67 溶液浸泡 SI50 扭转光纤探针 3 h，ZIF-67 颗粒被很好地吸附到传感器探针表面，如图 4-5（b）所示。将处理完的探针装入密封反应室中。

（2）使用注射器将 3 mL 1 μg/mL 葡萄球菌 A 蛋白（SPA）溶液注入反应室中，10 ℃ 保存 3 h，随后取出，使用 PBS 多次冲洗以去除探针表面多余 SPA 残液后自然风干。

（3）使用 1-乙基-3-(3-二甲基氨基丙基）碳化二亚胺（EDC）(0.2 mol/L) /2-N-羟基琥珀酰亚胺（NHS）(0.05 mol/L) 对 GDF11 抗体溶液（50 μg/mL）进行羧基活化处理，并将激活的 GDF11 抗体溶

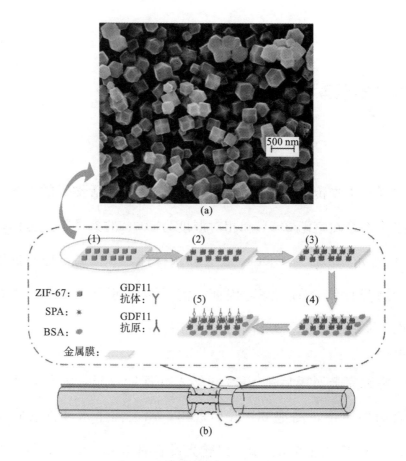

图 4-5 传感器探针表面功能化

（a）光纤 SPR 生物传感器表面修饰流程；（b）ZIF-67 修饰后扫描电镜图

液注入反应室中，10 ℃保存 3 h，确保抗体有足够的时间结合在传感器表面，随后使用 PBS 对传感器进行冲洗，去除未固定在传感器表面的抗体。

（4）将 3 mL 10 mg/mL 牛血清白蛋白（BSA）注射入反应室中，10 ℃保存 0.5 h，占据传感器表面的非特异性结合位点，随后使用 PBS 将多余的 BSA 冲洗掉。

（5）SI50 扭转光纤探针的表面功能化完成，获得了可对 GDF11 进行特异性检测的 SPR 生物传感器，并使用该传感器进行 GDF11 浓度检测。

四、GDF11 传感

（一）实验测试系统搭建

研究者搭建的 SI50 扭转光纤探针的 SPR 生物传感器测试系统如图 4-6 所示。将光束从探针左侧注入 SI50 光纤纤芯；将探针中部传感区密封于反应室中，将待测溶液从进液孔通过微量注射泵（LSP01-1A）注入反应室，测完后的废液从出液孔流入烧杯后收集处理；探针右侧与微型光纤光谱仪（USB2000＋）连接，收集发生 SPR 的光信号并发送到计算机上进行数据处理。

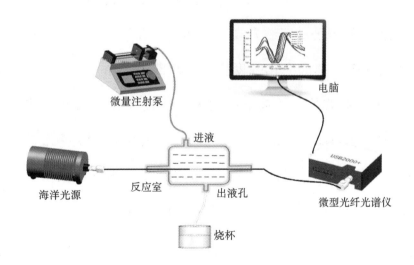

图 4-6　SPR 生物传感器测试系统

（二）实验结果

对 1 mL 50 ng/mL GDF11 抗原溶液使用 PBS 进行稀释，配制成浓度为 10 ng/mL、1 ng/mL、100 pg/mL、10 pg/mL、1 pg/mL 的 GDF11 抗原溶液，然后使用这 5 种浓度的 GDF11 抗原溶液进行实验检测，实验结果如图 4-7 所示。图 4-7（a）为 SI50 扭转光纤探针对不同浓度的 GDF11 抗原溶液的测试结果。由其可知，随着 GDF11 抗原溶液浓度的升高，SPR 共振谷向长波方向移动，并且在较低浓度检测范围内，SPR 共振谷的移动量比较大（固定在传感器表面可供特异性结合的位点数量是一定的）。低浓度时，特异性结合位点充足，传感器表面折射率的变化幅度较大，促使 SPR 共振谷在更宽的波长范围内移动，而随着 GDF11 抗原溶液浓度的不断升高，特异性结合位点的数目不断减少，使得传感器表面折射率的变化幅度变小，SPR 共振谷移动量变小。图 4-7（b）是 SPR 共振波长与溶液浓度的关系曲线，由其可知，GDF11 抗原溶液浓度由 1 pg/mL 变化到 10 ng/mL 的过程中，SPR 共振谷向长波方向移动了 9.99 nm，且对 GDF11 抗原溶液的检测灵敏度为 2.518 nm/$\lg C$（$\lg C$ 为 GDF11 抗原溶液浓度的对数）。

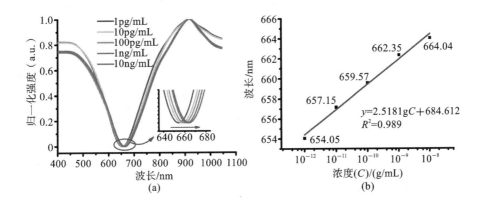

图 4-7 通过扭曲光纤表面等离子共振传感探针检测的 GDF11 浓度测试结果

（a）不同浓度 GDF11 抗原溶液的共振光谱；（b）SPR 共振波长与溶液浓度的关系曲线

根据检测限（LOD）公式，即 $LOD = \lambda / S$（其中，λ 为光谱仪的分辨率，S 为传感器探针的灵敏度），为了减少计算误差，研究者使用两种低检测浓度计算平均检测灵敏度 S，实验中使用的光谱仪的分辨率为 0.1 nm。经过计算可得，该传感器的 LOD 仅为 0.34 pg/mL。

五、讨论

在扭转光纤的包层型 SPR 传感器的制作过程中，光纤结构并未受到破坏，仍保持较强物理强度，不容易损坏。光纤作为该生物传感元件的载体，可用于狭小环境中的测量工作，如血液环境中蛋白质浓度的检测等。此外，研究者通过优化不同类型的光纤，获得了具有高折射率传感器灵敏度的实验探针。这一成果表明，基于扭转光纤的包层型 SPR 传感器对外界环境的折射率变化更敏感。因此，它能更容易探测到因 GDF11 抗原与抗体特异性结合而引起的折射率变化，从而实现对 GDF11 溶液浓度的精确检测。

对 SI50 扭转光纤探针进行表面功能化时，在金属膜外修饰一层 ZIF-67 可以有效地增加光纤传感器的灵敏度，这归功于其独特的性质：在光纤中传输光的激发下，ZIF-67 中的电子不断转移到金属膜中，导致金属膜表面的电场耦合强度增强，从而提高了传感器的灵敏度；而随后修饰的 SPA 层通过其可结晶片段（Fc）将 GDF11 抗体定向固定在传感器表面，为 GDF11 抗原的特异性结合提供位点；使用 BSA 溶液占据传感器表面的非特异性结合位点，可防止实验中非特异性结合位点改变传感器表面的折射率而致 SPR 共振谷移动，这也是该传感器能够特异性检测 GDF11 抗原、抗体的原因之一。

六、结论

综上所述，研究者设计了一种基于扭转光纤的包层型 SPR 传感器，并实现了对 GDF11 浓度的高精度检测。利用热熔扭转技术，研究者使用不同类型光纤设计扭转型传感器，使传感器灵敏度达 3391.15 nm/

RIU。通过对传感器表面进行 GDF11 抗体功能化实现了对 GDF11 抗原的特异性检测，检测灵敏度可达 2.518 nm/lgC（lgC 为 GDF11 抗原溶液浓度的对数），LOD 仅为 0.34 pg/mL，这使得该传感器有潜力在 GDF11 研究中发挥重要作用。

第二节　用于 GDF11 检测的全光纤 SPR 微流控芯片

一、概述

　　GDF11 具有抑制器官（如心脏）衰老等作用，对此类物质进行定量分析在临床诊断等领域具有重要意义。但是 GDF11 等细胞因子含量较少、样品珍贵，为提升检测灵敏度并避免环境干扰，可通过 SPR 微流控芯片对此类物质进行检测。需要设计与传感单元相匹配的微流通道并与 SPR 传感单元集成，过程较为烦琐。

　　根据与微流通道集成的 SPR 传感模块类型不同，SPR 微流控芯片可分为两类：一类是由聚合物制成的微流通道与空间棱镜型 SPR 传感模块集成。将聚合物材料置于相应的模具中成型，设计聚合物微流通道，再与空间棱镜型 SPR 传感模块键合，实现微量细胞因子待测液在空间棱镜型 SPR 传感金属膜表面的精密流动控制与检测。此类传感微流控芯片体积较大，不灵活，检测时注光、收光需要空间光学系统对准，设计微流通道依赖模具，制作周期长且通道不易改变。另一类是由聚合物制成的微流通道与光纤 SPR 传感模块集成。在细胞因子待测液经微流通道流动至通道中嵌入的光纤 SPR 金属膜传感区时，实现其 GDF11 SPR 检测。此类传感微流控芯片体积小，采用光纤 SPR 传感模块，无须空间光学系统对准，但设计微流通道仍需通过模具对聚合物材料进行图案化处理，再与光纤 SPR 传感模块键合，若想改变微流通道的样式，需要重新设计制作模具。

若能进一步发展细胞因子 SPR 微流控芯片，实现微流通道设计与 SPR 传感检测模块的全光纤化，省去聚合物微流通道的模具制作与集成等环节，将进一步缩小 SPR 微流控芯片的体积，提高芯片制作效率、灵活性与稳定性。D 形多模光纤纤芯平整，表面裸露，在其上制作 SPR 传感区可直接实现待测细胞因子与传感金属膜的接触。D 形多模光纤纤芯为粗芯多模，其高阶模式可实现 SPR 共振角匹配。对 SPR 传感金属膜进行增敏及特异性修饰，可用于检测 GDF11 等微量细胞因子和快速制作全光纤 SPR 微流控芯片。

二、全光纤 SPR 微流控芯片设计与制作

（一）D 形多模光纤 SPR 微流控芯片设计

为制作全光纤 SPR 微流控芯片，研究者设计制作了 D 形多模光纤

（用于制作 SPR 传感器结构和微流通道）。D 形多模光纤外部包覆涂覆层，用刀片剥除涂覆层后，端面为半圆形，其包层直边长 110 μm，直边距半圆下端 74 μm；纤芯同样为半圆形（直边长 24 μm），位于 D 形多模光纤直边一侧，纤芯平整面裸露于空气中。在 D 形多模光纤直边侧镀有 50 nm 厚的金属膜，构成 SPR 传感区；将 D 形多模光纤嵌套于内径为 130 μm 的石英管内，构成了一个半圆柱状的微流通道。

图 4-8 为 D 形多模光纤 SPR 微流控芯片结构示意图。具备 SPR 传感功能的 D 形多模光纤左侧为一段单模光纤，右侧为一段芯径 105 μm 的多模光纤。D 形多模光纤长 20 mm，嵌套于 18 mm 长的石英管内，石英管两端与 D 形多模光纤两侧连接点处有 1 mm 空隙，形成了可供液体流入流出的进样口及出样口。进样口及出样口外由 T 形三通封装，T 形三通支管外侧分别连接一段毛细管，与进样口和出样口连通，待测样品可由左侧进样口流入微流通道进行 SPR 检测后由右侧出样口毛细管流出，实现 SPR 传感模块与微流通道的全光纤化。

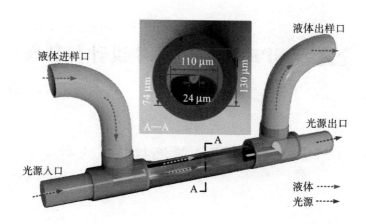

图 4-8 D 形多模光纤 SPR 微流控芯片结构示意图

（二）D 形多模光纤 SPR 微流控芯片制作

D 形多模光纤 SPR 微流控芯片的制作流程如图 4-9 所示。

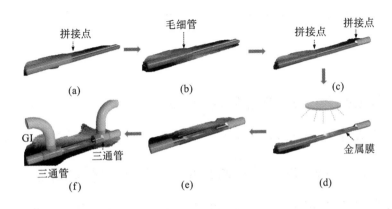

图 4-9　D 形多模光纤 SPR 微流控芯片制作过程

　　取一段 D 形多模光纤（设计定制），用刀片剥除其一端涂覆层（5 cm 长），用酒精擦拭干净，使用光纤应力切割刀（FL-500，Fiberlink）将其端面切割平整。再取一段单模光纤（SMF-28e，Corning），用米勒钳剥除其一端涂覆层（5 cm 长），使用光纤切割刀将端面切割平整。将单模光纤及 D 形多模光纤放入保偏光纤熔接机（FL-4000，Fiberlink）的旋转夹具内，在保偏光纤熔接机的显示屏内观察单模光纤及 D 形多模光纤，手动模式下调整至 D 形多模光纤与单模光纤端面的下半圆相重合后开始熔接。熔接完成后使用光纤应力切割刀（FL-500，Fiberlink）在

D 形多模光纤上距离熔接点 2 cm 处进行切割，获得单模光纤和 D 形多模光纤对接的探针（图 4-9（a））。

取一段内径为 130 μm、外径为 200 μm、涂覆层直径为 250 μm 的石英管光纤（设计定制，XYAT），用刀片剥除其一端涂覆层（5 cm 长），使用光纤应力切割刀（FL-500，Fiberlink）将端面切割平整，再在距离切割点 1.8 cm 处对石英管进行切割，获得长 1.8 cm 的石英管。将石英管从 D 形多模光纤侧穿入探针，直至石英管穿至左侧单模光纤区域（图 4-9（b））。

取一段芯径 105 μm 的粗芯多模光纤（SI105/125-22/250，YOFC），用米勒钳剥除其一端涂覆层（2 cm 长），使用光纤应力切割刀（FL-500，Fiberlink）将光纤端面切割平整，与 D 形多模光纤探针一起放入保偏光纤熔接机的旋转夹具中，调整至 D 形多模光纤与单模光纤端面的下半圆相重合后开始熔接（图 4-9（c））。

将熔接完成的探针在显微镜下转动，调整至 D 形多模光纤的平面侧朝上，固定于基片上。将基片与探针置于磁控溅射仪（ETD-650MS，YLBT）的金属靶正下方，镀制 50 nm 厚的金属膜后取出（图 4-9（d））。

移动左侧单模光纤区域的石英管，使其位于 D 形多模光纤中间，石英管两端距离 D 形多模光纤两侧熔接点处均有 1 mm 空隙（图 4-9（e））。

取两个接头内径为 1.6 mm 的 T 形三通，使探针主体穿过两个 T 形三通的水平通道，并调整两个 T 形三通位置，使其分别包覆于石英管两端的 1 mm 空隙处，且 T 形三通的竖直支管与石英管两侧的空隙相通。使用紫外线固化胶将左侧 T 形三通水平主管两端与单模光纤和石英管光纤密封，将右侧 T 形三通水平主管两端与石英管光纤和 D 形多模光纤密封。取两段与 T 形三通竖直支管外径匹配的毛细管，插入 T 形三通竖直支管并密封。待测样品可由左侧进样管流入，经 D 形多模光纤与毛细管光纤围成的半圆柱状微流通道，进行 SPR 检测后，经出样管流出（图 4-9（f））。

（三）检测实验装置搭建

D 形多模光纤 SPR 微流控芯片实验装置如图 4-10 所示。芯片左侧的单模光纤与宽谱光源（HL1000）相连，光由单模光纤注入 D 形多模光纤纤芯，接触 D 形多模光纤纤芯外镀制的 50 nm 厚的金属膜后，激发 SPR 效应，D 形多模光纤纤芯中的光继续向右传输，进入粗芯收光多模光纤，然后进入微型光纤光谱仪（USB2000＋，Ocean Optics）。采集光谱，将光谱数据导入计算机中处理。用微量注射泵（LSP01-1A）上的注射器抽吸待测溶液，并与芯片左侧的进样毛细管相连，微量注射泵控制待测溶液由进样管进入 D 形多模光纤和石英管构成的微流通道，通过

D 形多模光纤表面的 SPR 传感区，再由右侧出样毛细管排入废液池。通入微流通道的液体折射率改变（或用传感区金属膜修饰特异性抗体后通入 GDF11 等细胞因子，抗原、抗体结合引起折射率改变）会导致 SPR 共振谷波长移动，从而实现 SPR 检测。

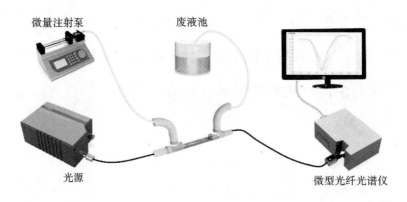

图 4-10 D 形多模光纤 SPR 微流控芯片实验装置

三、探针表面修饰

为了实现对 GDF11 等细胞因子的特异性检测，需要对 D 形多模光纤 SPR 微流控芯片的 SPR 传感区表面进行修饰。由于 GDF11 在人体内含量少且分子量小，对 SPR 检测模块的灵敏度要求高，需要进行增敏修饰。要实现 GDF11 分子的定向识别，还需要对传感区表面进行特异性修饰。SPR 传感区表面的修饰流程如图 4-11 所示。

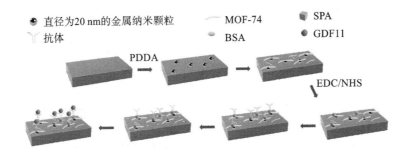

图 4-11　微流控芯片 SPR 传感区表面修饰流程图

MOF-74，一种金属有机框架材料；PDDA，聚二烯丙基二甲基氯化铵。

（一）增敏修饰

首先对传感区表面进行增敏修饰。测试未修饰的微流控芯片的折射率传感器灵敏度，用微量注射泵向微流通道内依次通入折射率为 1.333～1.385 的折射率标准溶液，其 SPR 透射光谱如图 4-12（a）所示，SPR 共振谷工作范围为 631.5～715.8 nm，平均灵敏度为 1621.2 nm/RIU。

利用去离子水将传感区冲洗干净并通入氮气吹干，通入 0.2 mg/mL PDDA 溶液并保持 10 min，再次通入去离子水将传感区清洗干净并通入氮气吹干。再向传感区通入 0.05 mg/mL 直径为 20 nm 的金属纳米颗粒溶液并保持 1 h，通入去离子水，将未附着在金属膜表面的金属纳米颗粒冲洗干净，并且通入氮气吹干。进行折射率传感测试，其 SPR 透射光谱如图 4-12（b）所示，SPR 共振谷工作范围为 637.6～765.9 nm，灵敏度提升至 2467.3 nm/RIU。

将 0.5 mg/mL MOF-74 分散液通入传感区并保持 1 h，使用去离子水清洗并通入氮气吹干。进行折射率传感测试，其 SPR 透射光谱如图 4-12（c）所示，SPR 共振谷工作范围红移为 644.6～790.2 nm，灵敏度提升至 2800 nm/RIU。将微流控芯片修饰前后的折射率传感共振波长作图（图 4-12（d）），可以看出，随增敏材料的叠加，SPR 共振谷工作范围向长波长方向移动，灵敏度逐步提升。

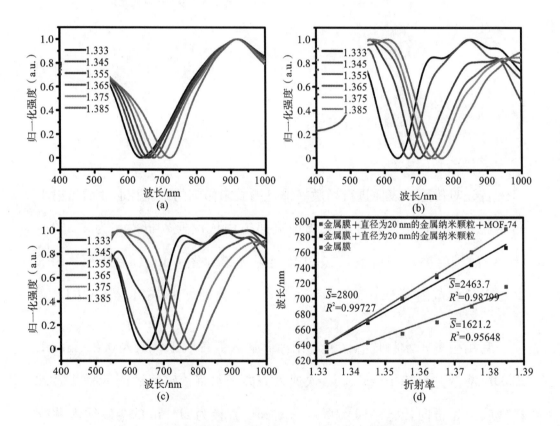

图 4-12　增敏修饰前后微流控芯片的折射率传感测试结果

（a）修饰前；（b）修饰直径为 20 nm 的金属纳米颗粒后；（c）修饰直径为 20 nm 的金属纳米颗粒及 MOF-74 分散液后；（d）SPR 共振波长拟合图。

(二) 特异性修饰

为实现对 GDF11 的特异性检测，研究者对微流控芯片传感区进行特异性修饰。向增敏修饰后的传感区通入 200 $\mu g/mL$ SPA 溶液并保持 1 h，用 PBS 清洗传感区并用氮气吹干。将 100 ng/mL GDF11 抗体溶液通入传感区保持 30 min，用 PBS 清洗并干燥，用 GDF11 抗体修饰传感区表面，最后向传感区通入 10 mg/mL BSA 溶液并保持 30 min，封闭传感区表面未结合的位点，使用 PBS 清洗传感区并吹干，向传感区通入不同浓度的 GDF11 溶液即可进行 SPR 特异性检测。

四、GDF11 检测结果

微流控芯片传感区表面修饰完成后，向传感区通入不同浓度的 GDF11 进行 SPR 检测实验。首先向传感区通入 1 pg/mL GDF11 溶液，待 SPR 共振谷稳定时采集光谱，向传感区通入 PBS 冲洗并使用氮气吹干；重复以上步骤，依次向传感区通入 1 pg/mL、10 pg/mL、100 pg/mL、1 ng/mL、10 ng/mL 以及 100 ng/mL 的 GDF11 溶液并采集 SPR 光谱，实验结果如图 4-13 所示。随 GDF11 浓度增加，微流控芯片的 SPR 共振谷逐渐红移，SPR 共振谷工作范围为 647～653.9 nm，灵敏度为 1.38 nm/lgC（lgC 为 GDF11 抗原溶液浓度的对数），检测限为 0.52 pg/mL。图 4-13（b）为 GDF11 浓度与 SPR 共振波长拟合图，线性度良好。

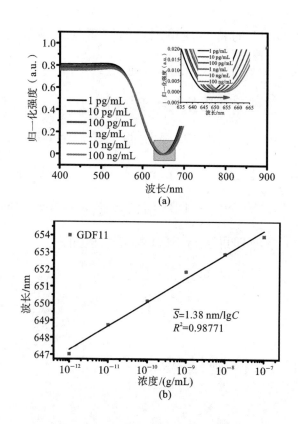

图 4-13 微流控芯片 GDF11 浓度检测结果

（a）SPR 原始光谱；（b）GDF11 浓度与 SPR 共振波长拟合图

五、讨论

上文介绍了一种创新的全光纤 SPR（表面等离子体共振）微流控芯片，该芯片特别适用于 GDF11 等细胞因子的微量检测。通过精心设计 SPR 传感区域、精准的微流通道和对传感区表面进行增敏修饰和特异性修饰，我们成功地实现了微流通道与 SPR 传感检测模块的全光纤化集成。

在 D 形多模光纤的设计中，通过在光纤的 D 形平面上裸露纤芯至空气中，并在其外侧镀制一层 50 nm 厚的金属膜，成功构建了一个基于 Kretschmann 结构的 SPR（表面等离子体共振）传感区。这个特殊的设计使得 D 形多模光纤中的高阶模式能够与 SPR 共振角实现有效匹配，从而显著增强了 SPR 效应的产生。当待测样品流经传感区表面时，可以实时地通过 SPR 传感检测来分析样品的性质变化。

其次，利用 D 形多模光纤构造微流通道。为了创建一个高效的 SPR 传感系统，我们设计了一种特殊的 D 形多模光纤结构。这种光纤的端面被设计成半圆形，并巧妙地嵌入石英管光纤内部。石英管的下半部分被 D 形多模光纤完全填充，而上半部分则是由 D 形多模光纤与石英管之间的空隙构成的半圆柱状微流通道。当待测样品流入这个半圆柱状微流通道时，它们将直接接触到 D 形多模光纤表面上的 SPR 传感区，从而实

现高效的传感检测。为了实现宽谱光源的注入以及 D 形多模光纤中 SPR
信号光的全收集，在 D 形多模光纤的左端熔接了一段单模光纤，以便将
宽谱光源有效地引入 D 形多模光纤的纤芯中。而在 D 形多模光纤的右
端，则熔接了一段芯径为 105 μm 的粗芯多模光纤，这一设计确保了 D
形多模光纤纤芯中产生的 SPR 信号光谱能够被全面收集，进而进行后
续的分析和处理。

最后，为对 GDF11 等微量细胞因子进行特异性检测，对传感区金
属膜进行了增敏修饰及特异性修饰。为实现增敏，可在 SPR 传感区金
属膜表面修饰直径为 20 nm 的金属纳米颗粒及 MOF-74 分散液。金属纳
米颗粒具有增强 SPR 信号的作用，MOF-74 分散液具有高孔隙率、较大
的比表面积以及良好的电子迁移率，在对 SPR 产生增敏效果的同时，
还对分子具有较强的吸附能力。为实现 GDF11 的特异性检测，需要修
饰 GDF11 抗体，以对 GDF11 进行定向识别，首先修饰 SPA，增强抗
原、抗体结合能力，随后修饰 GDF11 抗体以实现对不同浓度的 GDF11
的特异性检测。

六、结论

可用于 GDF11 等细胞因子微量检测的全光纤 SPR 微流控芯片实现
了微流控通道与 SPR 传感检测模块的全光纤化集成，设计灵活且可快

速制作。将此芯片用于 GDF11 的特异性检测,检测灵敏度为 1.38 nm/lgC,检测限为 0.52 pg/mL,微流控芯片外径仅为 200 μm,单次检测样品消耗量仅为 0.4 μL。微流控芯片结构紧凑,样品消耗量小。若将全光纤 SPR 微流控芯片与静脉血管相结合,构建成一个检测回路,那么血管中的少量血液通过这个回路的微流通道便可以完成检测,并在检测后顺畅地流回血管。这种设计能够作为可穿戴生物传感监测设备的一部分,为实现人体内微量细胞因子的实时在线监测提供了可能性。

参考文献

[1] Schafer M J，LeBrasseur N K. The influence of GDF11 on brain fate and function[J]. Geroscience，2019，41(1)：1-11.

[2] Hayashi Y，Mikawa S，Masumoto K，et al. GDF11 expression in the adult rat central nervous system[J]. J Chem Neuroanat，2018，89：21-36.

[3] Walker R G，Poggioli T，Katsimpardi L，et al. Biochemistry and biology of GDF11 and myostatin：similarities，differences，and questions for future investigation[J]. Circ Res，2016，118（7）：1125-1141.

[4] Jin M M，Song S M，Guo L J，et al. Increased serum GDF11 concentration is associated with a high prevalence of osteoporosis in elderly native Chinese women[J]. Clin Exp Pharmacol Physiol，2016，43(11)：1145-1147.

[5] Egerman M A，Cadena S M，Gilbert J A，et al. GDF11 increases with age and inhibits skeletal muscle regeneration[J]. Cell Metab，2015，22(1)：164-174.

[6] Loffredo F S，Steinhauser M L，Jay S M，et al. Growth

differentiation factor 11 is a circulating factor that reverses age-related cardiac hypertrophy[J]. Cell，2013，153(4)：828-839.

[7] Freitas-Rodríguez S，Rodríguez F，Folgueras A R. GDF11 administration does not extend lifespan in a mouse model of premature aging[J]. Oncotarget，2016，7(35)：55951-55956.

[8] Yokoe T，Ohmachi T，Inoue H，et al. Clinical significance of growth differentiation factor 11 in colorectal cancer[J]. Int J Oncol，2007，31(5)：1097-1101.

[9] Sun J，Li Y，Yang X，et al. Growth differentiation factor 11 accelerates liver senescence through the inhibition of autophagy [J]. Aging Cell，2022，21(1)：e13532.

[10] Barbosa A I，Reis N M. A critical insight into the development pipeline of microfluidic immunoassay devices for the sensitive quantitation of protein biomarkers at the point of care [J]. Analyst，2017，142(6)：858-882.

[11] Fattahi Z，Khosroushahi A Y，Hasanzadeh M. Recent progress on developing of plasmon biosensing of tumor biomarkers：efficient method towards early stage recognition of cancer[J]. Biomed Pharmacother，2020，132：110850.

[12] Baganizi D R，Leror L，Laplatine L，et al. A simple microfluidic platform for long-term analysis and continuous dual-imaging detection of T-cell secreted IFN-γ and IL-2 on antibody-based biochip[J]. Biosensors (Basel)，2015，5(4)：750-767.

［13］ Chiang C Y，Hsieh M L，Huang K W，et al. Fiber-optic particle plasmon resonance sensor for detection of interleukin-1β in synovial fluids［J］. Biosens Bioelectron，2010，26(3)：1036-1042.

致　谢

《生长分化因子 11 基础理论研究》一书中作者承担的科研项目获得以下科研项目经费资助：

（1）重庆市科学技术局自然科学基金面上项目"GDF11 在肝癌中的作用及分子机制研究"（立项编号：cstc2019jcyj-msxmX0607；2019-07-01 至 2022-6-30）。

（2）高层次人才科研启动金项目（张永慧）（2022-12 至 2025-12）。

（3）重庆市科学技术局重庆市级人才计划"包干制项目""野马追等道地药材活性成分检测和药效学研究"（立项编号：cstc2024yc jh-bgzxm0057）。

（4）重庆市教育委员会"天然药物抗肿瘤"创新研究群体项目（编号：CXQT20030；2020-07-01 至 2023-06-30）。

彩　　图

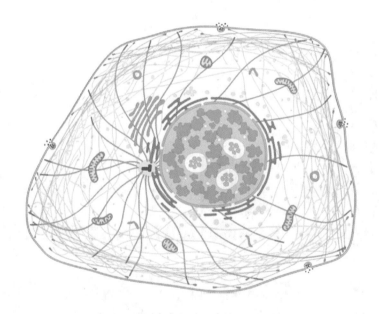

图 1-1　GDF11 的细胞定位

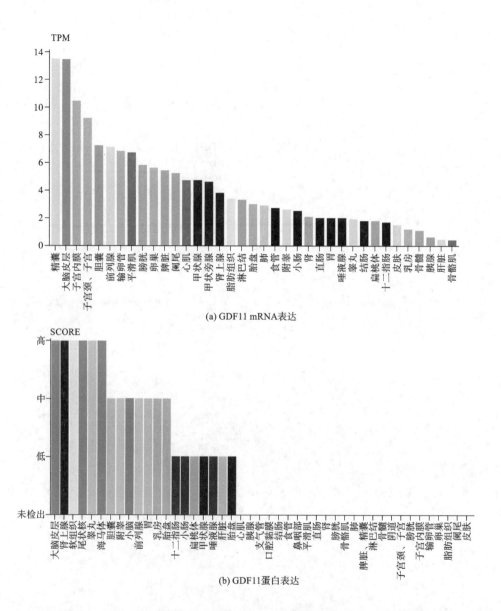

(a) GDF11 mRNA表达

(b) GDF11蛋白表达

图 1-2　GDF11 mRNA 和 GDF11 蛋白在不同组织中的表达量概况

TPM，每百万份转录数。

（a）GDF11 mRNA 在 3 种不同来源人体组织中表达的相关数据，即人类蛋白质图谱
（HPA）RNA-seq 数据、基因-组织表达（GTEx）项目 RNA-seq 数据和 FANTOM5 项
目 CAGE 技术数据。颜色编码是基于组织具有共同的功能特征群。（b）40 多种人体组
织 GDF11 蛋白表达数据。颜色编码是基于组织具有共同的功能特征群。

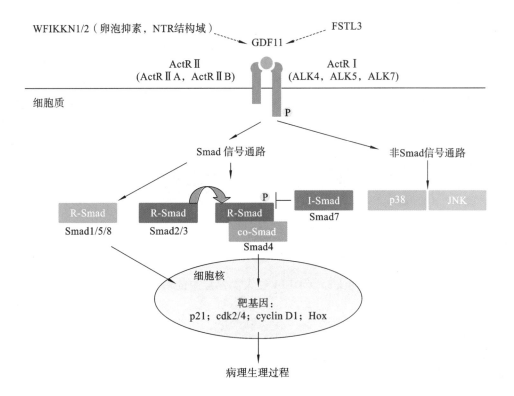

图 1-3　GDF11 信号通路

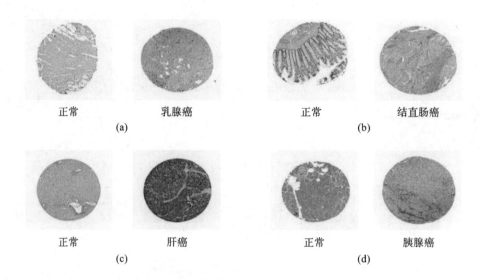

图 1-5　GDF11 在人类癌症中的表达

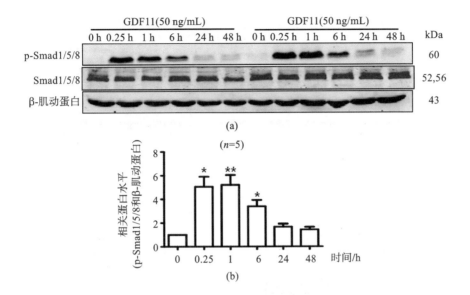

图 2-1　GDF11 可以激活人脐静脉内皮细胞 Smad1/5/8 信号通路

(a) 使用 GDF11 按照时间梯度 0 h、0.25 h、1 h、6 h、24 h、48 h 处理人脐静脉内皮细胞
后，检测 p-Smad1/5/8 和 Smad1/5/8 水平。 （b）统计图，＊$P<0.05$ vs. CTL（0 h），
＊＊$P<0.01$ vs. CTL（0 h），$n=5$。CTL，对照组。

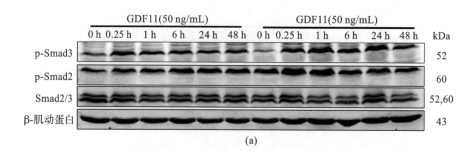

(a)

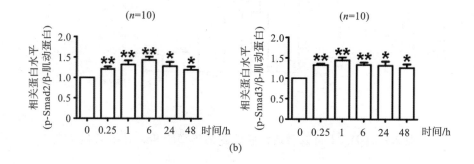

(b)

图 2-2　GDF11 可以激活人脐静脉内皮细胞 Smad2/3 信号通路

（a）GDF11 按照时间梯度 0 h、0.25 h、1 h、6 h、24 h、48 h 处理人脐静脉内皮细胞后，检测 p-Smad2、p-Smad3 和 Smad2/3 水平。 （b）统计图，$*P<0.05$ vs. CTL（0 h），$**P<0.01$ vs. CTL（0 h），$n=10$。

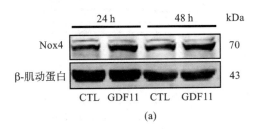

(a)

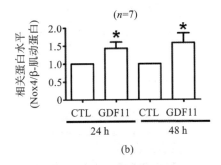

(b)

图 2-3 GDF11 激活 Nox4 表达水平

（a）用 GDF11（50 ng/mL）处理人脐静脉内皮细胞 24 h 和 48 h 后，Nox4 表达

水平增高。（b）统计图。 $* P < 0.05$ vs. CTL，$n = 7$。

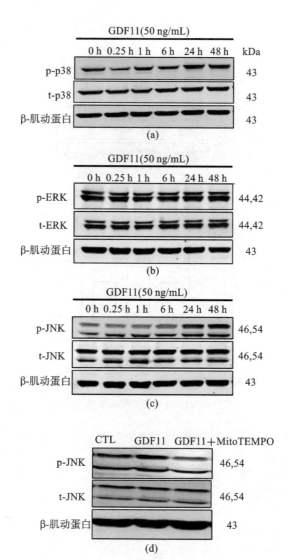

图 2-4　GDF11 对人脐静脉内皮细胞 MAPK 信号通路的影响

（a）（b）GDF11 对人脐静脉内皮细胞 p38 和 ERK 蛋白表达水平无显著影响。
$n=10$。（c）GDF11 可以在 24 h 和 48 h 增加人脐静脉内皮细胞 p-JNK 蛋白表
达。＊＊$P<0.01$ vs. CTL，$n=8$。（d）MitoTEMPO 可以抑制 GDF11 诱导的
人脐静脉内皮细胞 JNK 蛋白激活。人脐静脉内皮细胞用 MitoTEMPO（25
nmol/L）预处理 1 h 后，再给予 GDF11（50 ng/mL）。＊$P<0.05$ vs. CTL，♯
$P<0.05$ vs. GDF11 处理组，$n=12$。

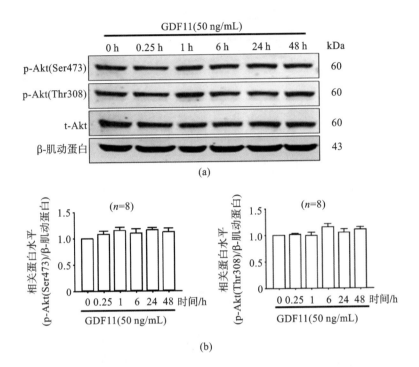

(a)

(b)

图 2-5 GDF11 对人脐静脉内皮细胞 Akt 信号通路无显著影响

（a）GDF11 处理人脐静脉内皮细胞后，GDF11 对 p-Akt（Ser473）和 p-Akt（Thr308）水平无显著影响。（b）统计图，$n=8$。

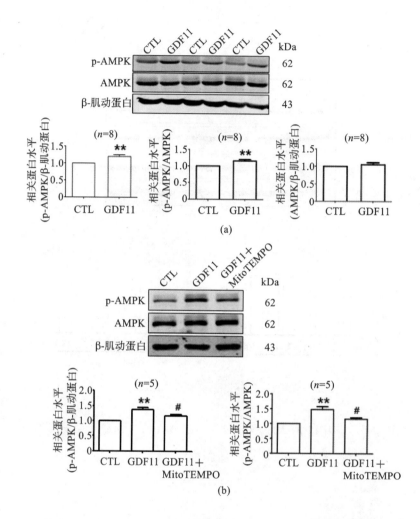

图 2-6　MitoTEMPO 可以抑制 GDF11 诱导的 AMPK 激活

(a) 用 GDF11（50 ng/mL）处理人脐静脉内皮细胞 48 h 后，可以增高 p-AMPK 蛋白水平。＊＊$P<0.01$ vs. CTL，$n=8$。（b）在人脐静脉内皮细胞中，MitoTEMPO 可以抑制 GDF11 诱导的 AMPK 激活。用 MitoTEMPO（25 nmol/L）预处理细胞 1 h 后，再给予 GDF11（50 ng/mL）。＊＊$P<0.01$ vs. CTL，♯$P<0.05$ vs. GDF11 处理组，$n=5$。

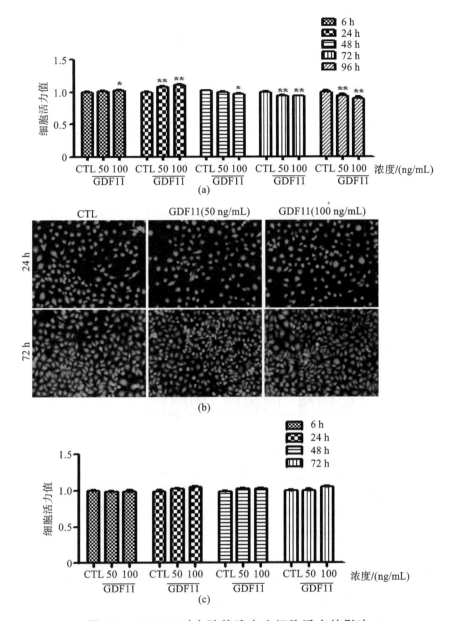

图 2-8　GDF11 对人脐静脉内皮细胞活力的影响

（a）用来自 PeproTech 公司的 GDF11（50 ng/mL）处理 24 h 可以轻微增高人脐静脉内皮细胞活力，而处理 72 h 和 96 h 轻微降低人脐静脉内皮细胞活力。用来自 PeproTech 的 GDF11（100 ng/mL）处理 6 h 和 24 h 可以轻微增高人脐静脉内皮细胞活力，而处理 48 h、72 h 和 96 h 轻微降低人脐静脉内皮细胞活力。＊$P < 0.05$ vs. CTL，＊＊$P < 0.01$ vs. CTL。
（b）活/死细胞染色结果显示 GDF11 不能诱导细胞死亡，活细胞被钙黄绿素染成绿色，死细胞被溴乙啡锭二聚体染成红色。（c）来自 R&D Systems 的 GDF11 对人脐静脉内皮细胞活力无显著影响。

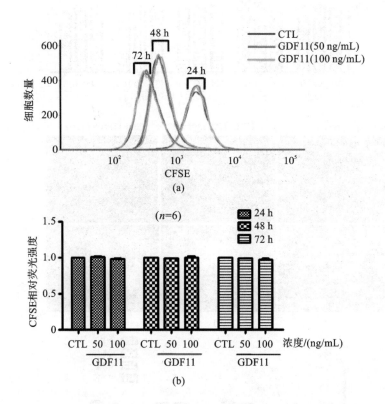

图 2-9　GDF11 对人脐静脉内皮细胞增殖并无显著影响

（a）细胞由 CFSE 细胞增殖试剂盒染色，细胞增殖反应经流式细胞仪检测。

（b）统计图，$n=6$。

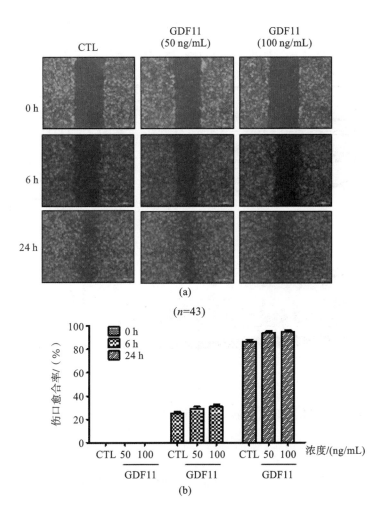

(a)

(n=43)

(b)

图 2-10 GDF11 对人脐静脉内皮细胞迁移无显著影响

（a）人脐静脉内皮细胞伤口愈合实验示意图。（b）统计图，n＝43。

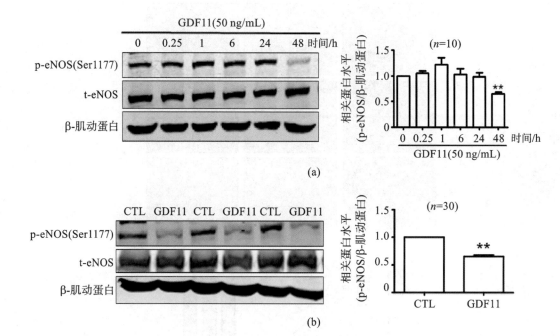

图 2-11 GDF11 降低人脐静脉内皮细胞 p-eNOS（Ser1177）蛋白水平

（a）用 GDF11 按时间梯度处理人脐静脉内皮细胞，GDF11 在 48 h 可以显著降低 p-eNOS（Ser1177）蛋白表达水平。＊＊$P<0.01$ vs. 0 h，$n=10$。（b）与平行对照相比，GDF11 在 48 h 可以降低 p-eNOS（Ser1177）蛋白表达水平。＊＊$P<0.01$ vs. CTL，$n=30$。

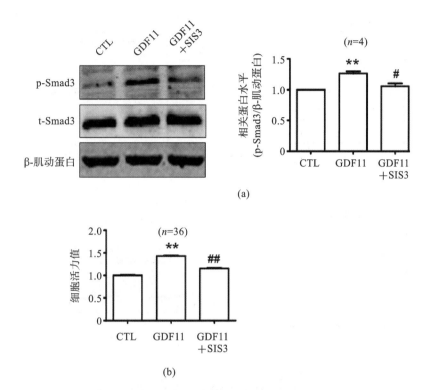

(a)

(b)

图 2-13 血清剥夺条件下 GDF11 对细胞活力的影响与 Smad3 信号通路有关

(a) SIS3（5 μmol/L）可以抑制 GDF11 对人脐静脉内皮细胞 Smad3 蛋白的激活。先用 SIS3（5 μmol/L）预处理 1 h，然后再加入 GDF11（50 ng/mL）。＊＊$P<0.01$ vs. CTL，♯$P<0.05$ vs. GDF11 处理组。(b) 血清剥夺条件下，SIS3（5 μmol/L）抑制 GDF11 诱导的人脐静脉内皮细胞活力增强。＊＊$P<0.01$ vs. CTL，♯♯$P<0.01$ vs. GDF11 处理组，$n=36$。

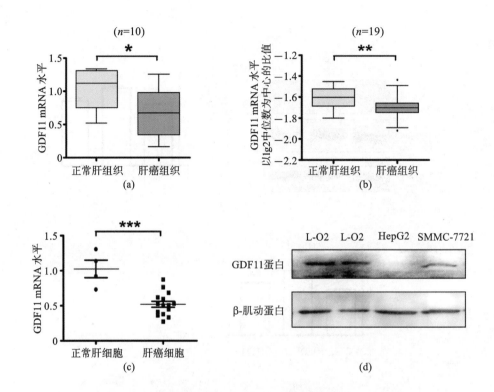

图 3-1 肝癌组织中的 GDF11 mRNA 表达水平下降

(a) 10 例肝癌患者的肝癌组织和正常肝组织的 GDF11 mRNA 表达。肝癌组织的 GDF11 mRNA 表达水平明显低于正常肝组织（∗P< 0.05 vs. 正常肝组织，n=10）。（b) Oncomine 数据显示 GDF11 在正常肝组织与肝癌组织中的表达。 （∗∗P< 0.01 vs. 正常肝组织，n= 19）。

(c) GDF11 mRNA在正常肝细胞和肝癌细胞（HepG2 和 SMMC-7721）中的表达（∗∗∗P< 0.001 vs. 正常肝细胞)。(d) GDF11 蛋白在正常肝细胞和肝癌细胞（HepG2 和 SMMC-7721）中的表达。

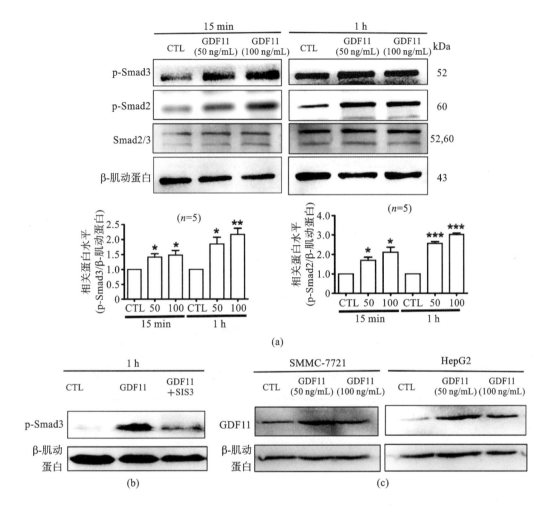

图 3-2　GDF11 使 HepG2 细胞中 p-Smad2/3 蛋白水平增高

（a）GDF11（50 ng/mL 和 100 ng/mL）处理 HepG2 细胞 15 min 和 1 h。GDF11 处理后，HepG2 细胞中 Smad2/3 的磷酸化增加。＊$P<0.05$ vs. CTL，＊＊$P<0.01$ vs. CTL，＊＊＊$P<0.001$ vs. CTL，$n=5$。（b）用 Smad3 抑制剂 SIS3（5 μmol/L）抑制激活的 Smad3。（c）重组 GDF11 使 SMMC-7721 细胞和 HepG2 细胞中 GDF11 蛋白表达水平增高。

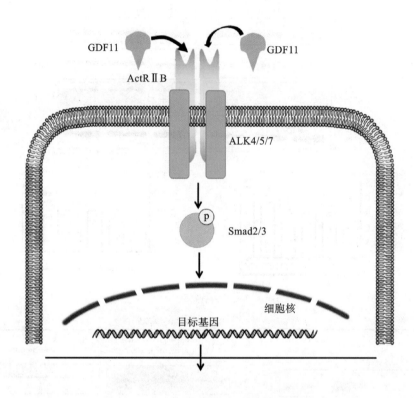

图 3-4 GDF11 在肝癌中的抑癌功能

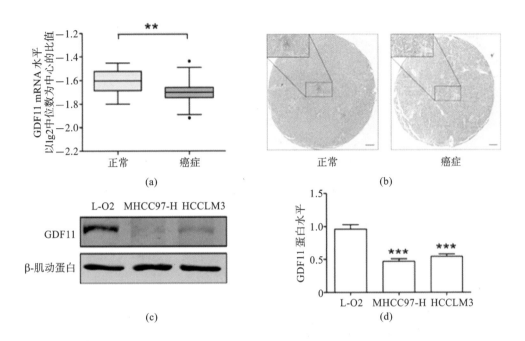

图 3-5　GDF11 在肝癌中的表达降低

（a）Oncomine 数据库显示 GDF11 在正常肝细胞和肝癌细胞（$P = 0.01$）中的表达水平，
＊＊$P< 0.01$ vs. CTL，$n=19$；（b）GDF11 在 15 例肝癌患者癌组织和正常肝组织配对样
本中的表达情况，$n=15$；（c）（d）GDF11 在正常肝细胞和肝癌细胞中的表达，$n=3$。
L-O2，人正常肝细胞。＊＊＊$P< 0.001$ vs. CTL。

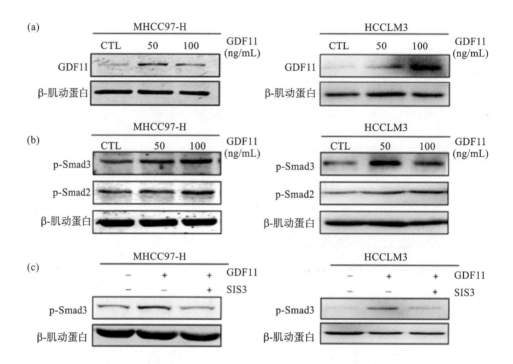

图 3-6　GDF11 激活肝癌细胞中 Smad2/3 信号通路

（a）GDF11（50 ng/mL 和 100 ng/mL）孵育肝癌细胞 15 min 后，通过蛋白质印迹法检测 GDF11 蛋白表达；（b）GDF11 处理肝癌细胞后检测 p-Smad2/3 蛋白表达；（c）SIS3 孵育后检测 p-Smad3 蛋白表达，内参为 β-肌动蛋白。

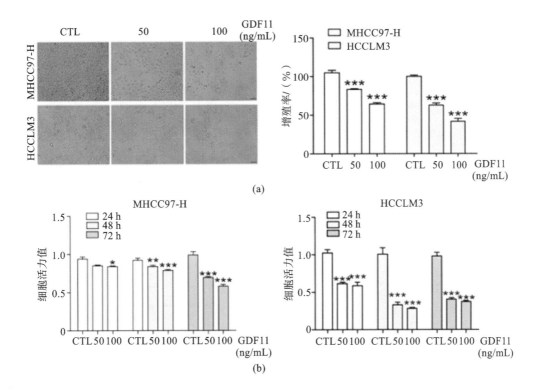

图 3-7　GDF11 抑制肝癌细胞的生长和活力

（a）GDF11（50 ng/mL 和 100 ng/mL）处理肝癌细胞 48 h 后进行细胞计数，$n=8$。

（b）GDF11（50 ng/mL 和 100 ng/mL）处理肝癌细胞 24 h、48 h、72 h 后，CCK-8 法检测细胞活力（$P=0.01$），$n=12$。$*P<0.05$ vs. CTL，$**P<0.01$ vs. CTL，$***P<0.001$ vs. CTL。

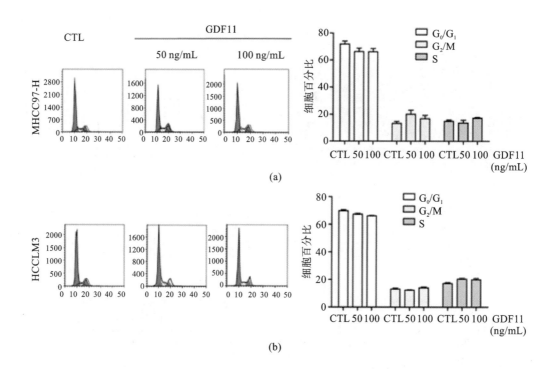

图 3-8　GDF11 对肝癌细胞（MHCC97-H 和 HCCLM3）细胞周期的影响

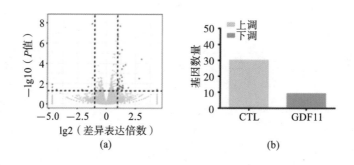

图 3-9　差异表达基因的火山图

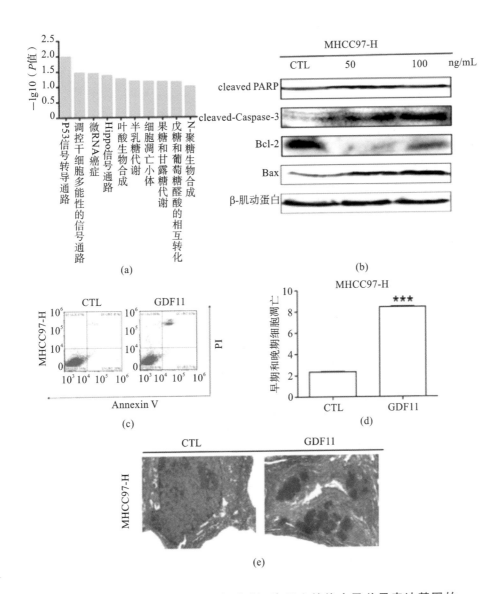

图 3-10　GDF11 处理肝癌细胞后对细胞凋亡的能力及差异表达基因的

功能进行富集分析

(a) MHCC97-H 细胞基因的 KEGG 通路富集分析；(b) 通过 WB 检测 MHCC97-H 细胞 48 h 凋亡相关蛋白表达水平，β-肌动蛋白作为内参；(c)(d) 流式细胞仪检测 GDF11 对 MHCC97-H 细胞早期和晚期凋亡进程的影响，＊＊＊P＜0.001 vs. CTL，n＝3；(e) GDF11 处理细胞后用透射电子显微镜观察结果。

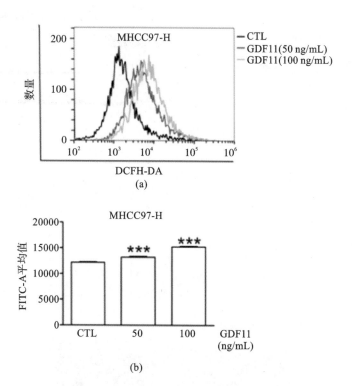

图 3-11　流式细胞术检测经 GDF11 处理后的 MHCC97-H 细胞内 ROS 水平

（a）流式细胞术检测经 GDF11（50 ng/mL 和 100 ng/ml）处理后的 MHCC97-H 细胞内 ROS
水平；（b）ROS 水平统计数据。

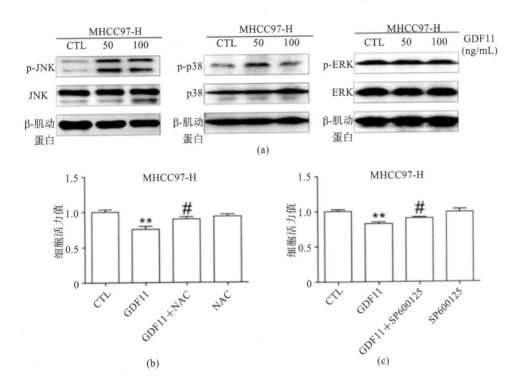

图 3-12　GDF11 激活 ROS-JNK 信号通路

（a）通过 WB 检测 MAPK 孵育 MHCC97-H 细胞 48 h 时的蛋白质表达，β-肌动蛋白为内参。

（b）ROS 抑制剂 NAC 孵育 MHCC97-H 细胞 30 min，GDF11（100 ng/mL）处理 MHCC97-H 细胞 48 h 后，采用 CCK-8 法检测细胞活力，＊＊$P<0.01$ vs. CTL，$n=6$。

（c）JNK 抑制剂 SP600125 孵育 MHCC97-H 细胞 30 min，GDF11（100 ng/mL）处理 MHCC97-H 细胞 48 h 后，采用 CCK-8 法检测细胞活力。＊＊$P<0.01$ vs. CTL，$n=6$。♯$P<0.05$ vs. CTL。

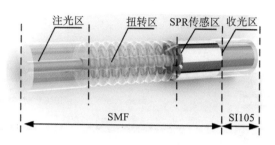

图 4-1 传感器结构示意图

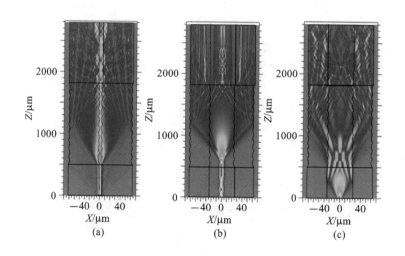

图 4-2 螺距为 130 μm 的不同类型扭转光纤光束传输路径仿真图

（a）SM 扭转光纤；（b）GI50 扭转光纤；（c）SI50 扭转光纤

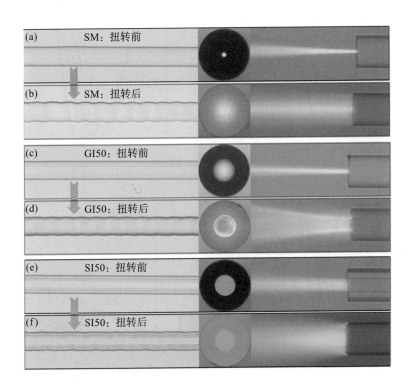

图 4-3　不同类型直光纤、扭转光纤的扭转区、

端面出射光场、侧面出射光场显微图

（a）SM 直光纤；（b）SM 扭转光纤；（c）GI50 直光纤；（d）GI50 扭转光纤；

（e）SI50 直光纤；（f）SI50 扭转光纤

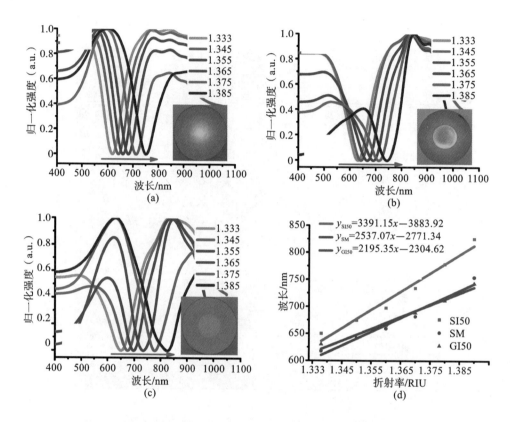

图 4-4 不同类型的扭转型光纤 SPR 传感器探针折射率

传感测试结果及共振波长与折射率的关系曲线

（a）SM 扭转光纤探针；（b）GI50 扭转光纤探针；（c）SI50 扭转光纤探针；（d）共振波长
与折射率的关系曲线

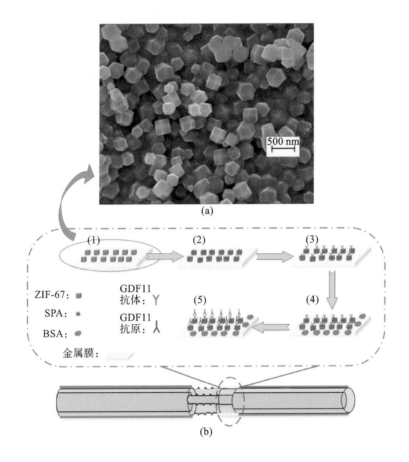

图 4-5 传感器探针表面功能化

（a）光纤 SPR 生物传感器表面修饰流程；（b）ZIF-67 修饰后扫描电镜图

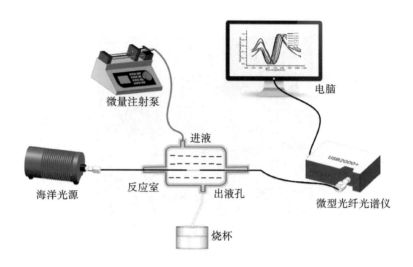

图 4-6 SPR 生物传感器测试系统

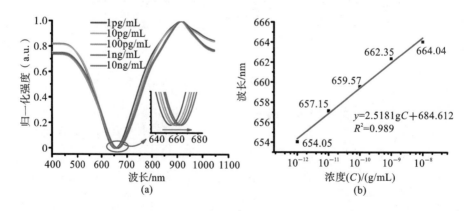

图 4-7 通过扭曲光纤表面等离子共振传感探针检测的 GDF11 浓度测试结果

（a）不同浓度 GDF11 抗原溶液的共振光谱；（b）SPR 共振波长与溶液浓度的关系曲线

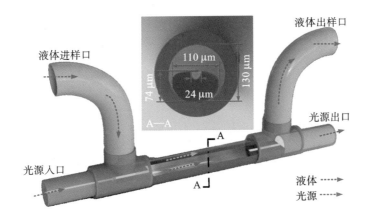

图 4-8　D 形多模光纤 SPR 微流控芯片结构示意图

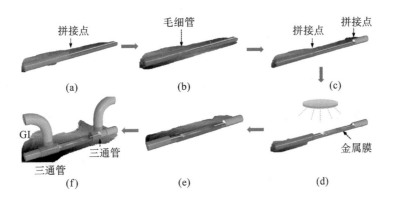

图 4-9　D 形多模光纤 SPR 微流控芯片制作过程

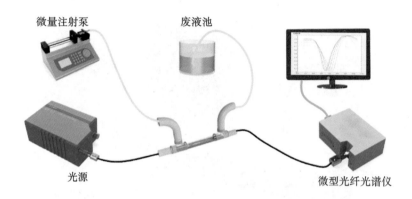

图 4-10　D 形多模光纤 SPR 微流控芯片实验装置

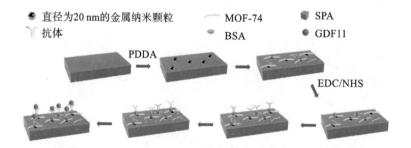

图 4-11　微流控芯片 SPR 传感区表面修饰流程图

MOF-74，一种金属有机框架材料；PDDA，聚二烯丙基二甲基氯化铵。

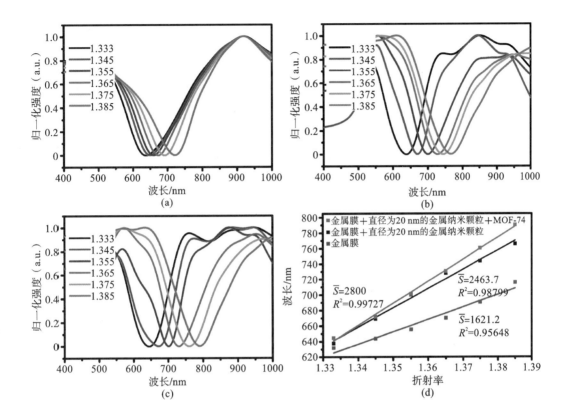

图 4-12　增敏修饰前后微流控芯片的折射率传感测试结果

（a）修饰前；（b）修饰直径为 20 nm 的金属纳米颗粒后；（c）修饰直径为 20 nm 的金属纳米颗粒

及 MOF-74 分散液后；（d）SPR 共振波长拟合图。

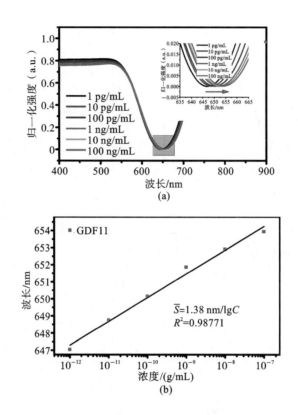

图 4-13　微流控芯片 GDF11 浓度检测结果

（a）SPR 原始光谱；（b）GDF11 浓度与 SPR 共振波长拟合图